Natürliche Aphrodisiaka

Zum Buch
Wußten Sie, daß so harmlose Küchengewürze wie Zimt, Anis und Muskatnuß Ihre Liebeskraft anregen? Daß Chili und Pfeffer im wahrsten Sinne des Wortes scharf machen? Das Kürbis, Sellerie und Spargel hervorragende Zutaten für ein verführerisches Mahl sind? Diese und viele weitere natürliche Aphrodisiaka hat Josef Neumayer zusammengestellt und in ihrer Wirkung genau erläutert. Lassen Sie sich verführen!

Zum Autor
Josef Neumayer, geboren 1956, ist Heilpraktiker und Wissen-schaftsjournalist. Das zentrale Thema seiner Arbeit ist die ganz-heitliche Medizin sowie die Nutzbarmachung natürlicher Pflanzen-kräfte.

Josef Neumayer

Natürliche Aphrodisiaka

Lassen Sie sich von der Natur verführen

Econ & List Taschenbuch Verlag

Veröffentlicht im Econ & List Taschenbuch Verlag 1998
Der Econ & List Taschenbuch Verlag
ist ein Unternehmen der Econ & List Verlagsgesellschaft, München
Originalausgabe
© 1998 by Econ Verlag München – Düsseldorf GmbH
Umschlagkonzept: Büro Meyer & Schmidt, München – Jorge Schmidt
Titelkonzept und Umschlaggestaltung: Petra Soeltzer, Düsseldorf
Titelabbildung: IFA Bilderteam – P. Sinclair
Die Ratschläge in diesem Buch sind vom Autor und dem Verlag sorgfältig erwogen und geprüft; dennoch kann eine Garantie nicht übernommen werden. Eine Haftung des Autors bzw. des Verlages und seiner Beauftragten für Personen-, Sach- und Vermögensschäden ist ausgeschlossen.
Satz: Josefine Urban – KompetenzCenter, Düsseldorf
Druck und Bindearbeiten: Ebner Ulm
Printed in Germany
ISBN 3-612-20623-0

Inhalt

• •

Vorwort

Wer hierzulande in einer Apotheke nach natürlichen Aphrodisiaka Ausschau hält, wird ob des mageren Angebots rasch auf den Boden der Realität geholt. Die wenigen von der Wissenschaft für wirksam erklärten Präparate sind kaum der Rede wert. Wesentlich erfolgversprechender scheint deshalb manchem der Besuch eines Sex-Shops zu sein. Hier gibt es ein Sammelsurium von die Manneskraft stärkenden Pillen, diversen Wässerchen, Cremes und Pülverchen. Glaubt man den vollmundigen Versprechungen der Industrie, dann bewirken diese Präparate nicht nur superpotente Manneskraft, sie lösen auch erotische Unwiderstehlichkeit, ja geradezu einen magischen Zauber auf das andere Geschlecht aus. Frei nach dem Motto »Viel hilft viel« arbeitet Mann sich durch die einschlägigen Regale und stellt ein lustversprechendes Potpourri angeblich erprobter Stimmungsmacher zusammen. Aber wer sich letztendlich zu einem Großeinkauf durchringt, wird wohl auch hier schnell Frust statt Lust ernten.

So entpuppt sich das unter dem Label der »Spanischen Fliege« erstandene Mittelchen rasch als fader Abklatsch dessen, was es der Überlieferung nach bewirkt haben soll. Und auch mit den entsprechenden Duftwässerchen, mit denen Frau oder Mann sich besprühen, bleibt die erhoffte Wirkung, vom Geschlecht der Begierde wie das Licht von Motten umschwärmt zu werden, ein pubertärer Wunschtraum. Was ist nun dran, an all den aphrodisierenden und luststeigernden Mittelchen? Ist alles nur Betrug?

Seit es Menschen gibt, sind dieselben auf der Suche nach dem wunderbaren Liebeselixier, das der Sage nach im Besitz der griechischen Liebesgöttin Aphrodite gewesen ist – daher auch der Name. Es vermag Liebe hervorzurufen, wo keine ist, und Feuer der Leidenschaft zu entfachen, wo Lustlosigkeit herrscht. Für Alchimisten und Wissenschaftler war es logisch und naheliegend, das Wunder in der Pflanzenwelt zu suchen. Ist sie doch die Grundlage jedweden Lebens. Die Pflanzen liefern die Grundnährstoffe für Mensch und Tier, sie vermögen den Geist zu erhellen und den kranken Körper zu heilen. Es gibt ein Kraut gegen jedes Wehwehchen, das wußten schon die Alten. Früh entdeckte die Menschheit, halb durch Zufall, halb durch Intuition, daß den Pflanzen heilende und bewußtseinsverändernde Fähigkeiten innewohnen. Ob es Blätter waren, die, auf Wunden aufgelegt, eine rasche Heilung hervorrufen, oder Kräuter, als Tee zubereitet, die ihre wohltuende Wirkung im Körper entfalten. Nach und nach wuchs die Kenntnis über die verschiedenen Pflanzen und ihre Eigenschaften.

Wenn sich aber mit Hilfe der Pflanze Gemüt und Psyche des Menschen beeinflussen lassen, dann sollte es doch auch möglich sein, organische oder mineralische Substanzen zu finden, die eine aphrodisierende Wirkung ausüben. Nahezu alle Kulturen, die jemals über den Erdball wandelten, experimentierten mit aphrodisierenden Mitteln und räumten natürlichen Aphrodisiaka einen hohen Stellenwert ein.

Wenn wir heute auf überlieferte Rezepturen und Mittelchen zurückgreifen, sollten wir nicht vergessen, den entsprechenden kulturellen Rahmen zu würdigen. Unsere in der westlichen Welt anerzogene Verbraucherhaltung trägt nicht gerade dazu bei, den Geheimnissen der natürlichen Aphrodisiaka auf die Spur zu kommen. Vielmehr versucht der wissenschaftlich sezierende Geist, die Wirkung der chemischen Struktur zu entlarven. Daß dieser Weg der Ursachenforschung beim gegenwärtigen Stand der Wissenschaft nur selten von Erfolg gekrönt ist, wird deutlich, wenn man den Versuch unternimmt, emotionale Eigenschaften wie Liebe, Lust und Emotionen in Worte zu fassen oder meßbare Werte zu definieren.

Es wundert nicht, daß wissenschaftliche Abhandlungen über natürliche Aphrodisiaka allesamt nahezu niederschmetternd bis vernichtend sind und den erhofften Lustgewinn nicht belegen. Viele altbewährte Substanzen enthalten zudem Bestandteile, die heute zum Schutz vor uns selbst zu der beständig wachsenden Liste der verbotenen Rauschmittel zählen. Rein pharmakologisch betrachtet, ist so kaum eines der auf dem Markt befindlichen Mittel in der Lage, Liebesverlangen und Lust an erotischen Spielen zu steigern.

Und so machen die Wissenschaft und die Gesetzeshüter mit einem Handstreich jahrtausendealte Erfahrungen und kulturelle Bräuche zunichte. Was bleibt, wird in das Land der Phantasie verwiesen. Dennoch sind meiner persönlichen Erfahrung nach bestimmte Aphrodisiaka in der Lage, das zu halten, was die Überlieferung seit Jahrtausenden bestätigt. Eines muß dabei jedoch beachtet werden: der kulturelle und rituelle Zusammenhang, in dem Rezepturen ihre volle Wirkung entfalten. In unserer von christlicher Moral geprägten Gedankenwelt ist Sexualität nach wie vor kulturell nicht wirklich integriert. Diese Aussage mag erstaunen, angesichts der Tatsache, daß das Thema Sexualität uns in der Öffentlichkeit unaufhörlich begegnet. Diese massive Vermarktung hat uns die Sexualität jedoch nicht näher gebracht, sondern die Entfremdung weiter verstärkt. Wer einen Blick auf die Geschichte und Tradition fernöstlicher Kulturkreise wirft und begreift, welchen Stellenwert der schöpferische Akt des Liebesspiels dort einnimmt, erkennt, daß sich Welten hinsichtlich der natürlichsten und schönsten Nebensache auftun. Sexualität ist vor allem in der westlichen Welt zum Produkt verkommen, aus Betten werden Schlachtfelder, was zählt, ist auch hier Leistung, die Sinnlichkeit bleibt auf der Strecke. Nicht umsonst wurde Viagra zum Verkaufsschlager, obwohl Mann angesichts der Nebenwirkungen ein blaues Wunder ganz anderer Art erleben kann. Natürlich ungiftige Aphrodisiaka können hier nicht mithalten, was sie aber können, ist Empfindungsfähigkeit und Sinnlichkeit zu steigern, sofern sich der Benutzer dem öffnet. Dieses Buch soll dazu beitragen, den traditionellen Gebrauch der Aphrodisiaka zu verstehen, um die Wirkung dann mit Leib und Seele nachvollziehen zu können.

Ein Blick in die Geschichte

In welcher Epoche der Menschheitsgeschichte Aphrodisiaka das erste Mal benutzt wurden, läßt sich nicht genau feststellen. Aber vermutlich kannten bereits die Neandertaler vor ungefähr 60 000 Jahren die aphrodisierende Wirkung verschiedener Pflanzen. In Höhlengräbern fand man Körper, die mit aphrodisisch wirkenden Pflanzen bedeckt waren. Die ersten Schriftstücke über luststeigernde Substanzen finden wir bei den Sumerern, Ägyptern und im alten China.

So war in China der Ginsengwein ein bewährtes Mittel zur Aktivierung des Blutstroms in der Lendengegend. Das älteste bekannte Rezept stammt aus der Zeit um 1700 vor Christus. Einer Papyrusrolle in Hieroglyphenschrift ist folgende Zubereitung eines Liebestranks zu entnehmen, der zum »Kühlen der Gefäße« und zum »Steifmachen von Weichteilen« eingenommen wurde:

1 Teil Christdornblätter
1 Teil Dornakazienblätter
1 Teil Honig

Das Ganze zerkleinern, in den Honig rühren und vier Tage lang stehenlassen.

Macht man sich auf die Suche nach wirksamen aphrodisierenden Substanzen, so finden wir in den alten Kräuterbüchern der Gelehrten und Naturärzte einen großen Fundus an entsprechenden Pflanzen, ja sogar Tiere und Mineralien dienten diesem Zweck. Erwähnenswert sind hier der römische Naturforscher Plinius, der griechische Arzt Dioskurides sowie Paracelsus. Zum Leidwesen der lustvoll orientierten Menschheit fielen im Zuge der zunehmenden Christianisierung die Sexualität betreffende Äußerungen der Zensur zum Opfer. So mußte in der christlichen Kultur das Wissen über aphrodisierende Substanzen für lange Zeit ein Schattendasein fristen.

Im Orient war man mit der Lust nicht so zimperlich, wie folgendes Rezept zeigt.

1   Teil Karottenöl
1   Teil Rettichöl
1/4 Teil Senföl
1   Teil lebendige safrangelbe Ameisen

Diese Mischung in ein Gefäß geben, verschließen und sieben Tage dem Sonnenlicht aussetzen. Zwei bis vier Stunden vor dem Geschlechtsakt sollte der Penis mit dieser Mischung einmassiert und anschließend mit warmem Wasser abgewaschen werden. Das Ergebnis ist eine mächtige Erektion, die noch lange nach dem Orgasmus anhält.

So können wir vor allem auf Rezepturen und Spezereien aus dem Orient zurückgreifen, die dort eine lange Tradition haben. Eine der bekanntesten Mischungen finden wir in den »Orientalischen Fröhlichkeitspillen«, die allerdings auf Grund der Zutaten in unserem Kulturkreis nicht auf legale Weise hergestellt werden können. Sie enthalten derart teuflische Zusätze wie eine 10 %ige Opiumtinktur, gehackte Cannabisblätter sowie zerbröseltes Haschisch. Gerade Opium und Haschisch haben sich im Orient als sehr stimulierende Aphrodisiaka bewährt. Im Zuge des amerikanischen Einflusses auf Kultur, Wirtschaft und Religion wurden bekanntlich

Genuß und Anbau der beiden Drogen in weiten Teilen der Welt unter drakonische Strafen gestellt.

Ebenfalls großer Beliebtheit erfreut sich der in allen Teilen der Welt gedeihende Stechapfel, der zur Familie der Nachtschattengewächse gehört. Es gibt Hinweise darauf, daß in Amerika und Mexiko das hochwirksame Halluzinogen bereits vor 10 000 Jahren bei rituellen Liebespraktiken Verwendung fand.

Heute finden wir in abgeschiedenen Regionen, die von Industrialisierung, Kapitalisierung und Kolonialisierung weitgehend verschont blieben, nach wie vor eine tiefe Verbundenheit zu natürlichen aphrodisierenden Mitteln. So verwenden beispielsweise einige Indianerstämme auch heute noch eine Vielzahl heiliger Pflanzen wie Peyote, Cocastrauch, Teonacatl, Damiana oder Ololiuqui als universelle Liebes- und Rauschmittel.

Zu den bekanntesten Aphrodisiaka gehört der Yohimbebaum. Seine Rinde enthält den Wirkstoff Yohimbin, der sogar die Wissenschaft überzeugt und die Tests auf Wirksamkeit bestehen konnte. Yohimberinde wurde und wird im westafrikanischen Kulturkreis zur Förderung der männlichen Manneskraft verwendet. Allerdings weisen die heute auf Rezept in Apotheken erhältlichen Yohimbe-Präparate nicht die gleiche Wirkung auf, wie sie durch die Rinde hervorgerufen wird. Es scheint auch hier so zu sein, daß das Ganze eben mehr ist als »nur« der Wirkstoff, der speziell für die Pharmazieherstellung extrahiert wurde.

Auf der Suche nach Glückseligkeit

Aphrodisierendes aus der Welt der Pflanzen

Der menschliche Forscherdrang machte im Verlauf der Geschichte weder vor Mineralien, Tieren oder Pflanzen halt. Untersucht wurden alle erdenklichen Stoffe hinsichtlich ihrer Wirkungen auf den Menschen. So fanden sich Pflanzen, die sich hervorragend als Nahrungs- und Heilmittel eigneten. Andere wiederum wiesen bestimmte therapeutische Eigenschaften nur in speziellen Zubereitungsformen auf und waren im ursprünglichen Zustand für den Menschen sogar giftig und lebensbedrohlich. Ebenso wurden Substanzen entdeckt, die unterschiedlich ausgeprägte bewußtseinsverändernde Eigenschaften besaßen. In vielen alten Kulturen wurden diese Substanzen verwendet, um mit einem höheren geistigen, göttlichen Prinzip in Verbindung zu treten. Nicht ohne Grund sind heute eine Vielzahl von Gewächsen unter dem Begriff »Pflanzen der Götter« bekannt. Neben der primären Absicht, mit Hilfe dieser Substanzen eine Verbindung zu den Göttern herzustellen, machten sich bei vielen Kräutern mehr oder weniger angenehme Nebenwirkungen bemerkbar. Einige davon standen im Ruf, das sexuelle Verlangen zu steigern. Anderen wurde nachgesagt, eine mächtige Erektion hervorzurufen. In Anlehnung an die vorherrschende Tradition und Kultur entwickelten sich im Laufe der Zeit ausgefeilte Rituale, die es Menschen ermöglichten, sich als Gott oder Göttin zu erleben. Sexualität wurde für unsere Vorfahren eine mächtige Kraft, mit deren Hilfe sie die Geheimnisse Gottes und der Schöpfung am eigenen Leib nachvollziehen konnten. Das Wunder der Sexualität symbolisierte in diesen Ritualen die Nähe zu den Göttern und förderte zugleich das spirituelle Wachstum. Schließlich führte die Verwendung von Aphrodisiaka zu regelrechten Fruchtbarkeitsritualen. So lag bei Personen mit geringer sexueller Energie der Gedanke nahe, den Mangel mit geeigneten aphrodisierenden Mitteln zu kompensieren. Man hielt Ausschau nach Substanzen, die verlorene Manneskraft oder ein abhanden gekommenes Lustgefühl wieder neu entfachen konnten.

Jedoch war der Weg zu den aphrodisierenden Substanzen ein steiniger und äußerst leidvoller. Vielfach bezahlten die vom Feuer der Liebe Getriebenen ihr Verlangen mit dem Leben. Das Liebesglück schon vor Augen, ereilte sie der Tod, noch ehe sie die versprochene Wirkung der ominösen Zaubersäfte und Giftbrühen genießen konnten. Der Wissensdurst ließ sich aber auch nicht im Angesicht des Todes besiegen. So wurden die Untersuchungsmethoden verfeinert, man ordnete die Pflanzen in Klassen und Familien und versuchte, auf dem Wege der Gemeinsamkeiten spezielle Wirkungsrichtungen in Erfahrung zu bringen. Tatsächlich stellte sich heraus, daß bestimmte Pflanzenfamilien eine besonders aphrodisierende Wirkung besitzen. Die Nachtschattengewächse (Solanaceae), zu denen unter anderem die Aubergine, die Alraune, das Bilsenkraut, die Kartoffel, der Stechapfel, die Tollkirsche und die Tomate gehören, erlangten dabei einen besonderen Ruf.

Kaum überraschen dürfte uns dagegen die aphrodisierende Wirkung der alten bekannten Kulturpflanzen wie Dattelpalme, Hanf, Mohn und Wein. All diese Pflanzen wurden in verschiedenen Kulturen vielfach zu rituellen Zwecken, aber auch als Aphrodisiaka verwendet.

Die Alkaloide

Fast alle Aphrodisiaka enthalten Alkaloide, ätherische Öle (chemisch: Terpene), Vitamine, Pheromone (sexuelle Duftstoffe) und hormonähnliche Stoffe. Am besten erforscht sind die Alkaloide, von denen vor allem die Morphine in der Medizin schon immer eine zentrale Rolle spielten. Vom chemischen Standpunkt gesehen, sind Alkaloide keine einheitliche Stoffklasse. Der Name stammt noch aus einer Zeit, in der lediglich bekannt war, daß diese pflanzlichen Substanzen auf den menschlichen Geist und Organismus eine besondere Wirkung ausüben. Auf Grund des enthaltenen Amin-Stickstoffs zeigen alle Alkaloide basische (alkalische) Reaktionen.

Diese Stoffgruppe ist die wichtigste Gruppe aller natürlich vorkommenden Gifte. Dabei ist allerdings darauf hinzuweisen, daß jedes Gift immer von der Dosis abhängig ist. Selbst die gesündeste Substanz ist ab einer gewissen Dosierung tödlich. Umgekehrt wirken viele hochtoxische Substanzen bei entsprechend minimaler Dosierung heilend oder ermöglichen die Erfahrung eines veränderten Bewußtseins.

Schon seit Jahrtausenden sind der Menschheit die zum Teil tödlichen, aber auch sexuell erregenden, psychoaktiven, euphorisierenden und halluzinogenen Effekte dieser Stoffgruppe bekannt. So wurde der zum Tode verurteilte Philosoph Sokrates gezwungen, den Schierlingsbecher zu leeren. Das im Schierling enthaltene Alkaloid Coniin, eines der chemisch einfachsten Alkaloide, geleitete den berühmten Griechen auf schmerzhafte Weise in das Land seiner Vorfahren. Das bekannteste und gebräuchlichste Alkaloid ist heute Nikotin. Getrocknete unbehandelte Tabakblätter enthalten pro Zigarette bis zu 3 mg Nikotin. Besonders leichte Marken wie z. B. Marlboro Light beinhalten im Rauch jedes Glimmstengels 0,5 mg des hochwirksamen Alkaloids. Nikotin verengt die Blutgefäße und steigert dadurch den Blutdruck. Die tödliche Dosis für einen Menschen liegt bei oraler Einnahme bei 50 mg Nikotin. Ein anderes weithin bekanntes und allgemein gebräuchliches Alkaloid ist das Koffein.

Aphrodisisch wirksam sind hauptsächlich Tropin-Alkaloide. Das bekannteste ist das Atropin. Es wird aus der Tollkirsche und anderen Nachtschattengewächsen gewonnen. Das starke Gift wirkt tagelang pupillenerweiternd und ist heute ein wichtiges Medikament für Augenmediziner. Durch einen einfachen chemischen Prozeß, der Hydrolyse (Aufspaltung durch Wasser), entstehen aus Atropin die Stoffe Tropin und Tropasäure. Von Tropin zum Kokain ist es chemisch nur ein kleiner Schritt. Kokain ist das Hauptalkaloid des peruanischen Kokastrauchs. Es wirkt belebend auf den Geist und verhindert körperliche Ermüdung. Allerdings ist die Wirkung nur von kurzer Dauer (30–60 Minuten) und kann auch bei steter Gabe, z. B. durch Tropfinfusionen, nicht verlängert werden. Erst wenn der Effekt vollkommen abgeklungen ist, zeigt eine neue Dosis wieder die gewohnte Wirkung. Trotz der kurzen Wirkungsdauer besitzt Kokain ein enorm starkes Suchtpotential. Die Rezeptoren und das Umfeld der betroffenen Gehirnzellen beginnen sich erst nach etwa einem Monat wieder zu erholen. Der psychische Druck und die Tiefe der Depressionen nach längerem Kokainmißbrauch ist mit keiner anderen Droge zu vergleichen und führt Entzugswillige geradewegs durch die Hölle.

Alkaloide sind aber auch für manche Gebiete der Erde wahre Lebensretter. Aus der Rinde des Chinabaums wird ein wirkungsvolles Malariamittel hergestellt. Ohne Chinin wäre Millionen von Menschen ein qualvoller Tod beschieden gewesen. Heute sind die Erreger gegen Chinin und viele andere Malariamittel immun, und das Alkaloid Chinin wird zur Zeit lediglich als Bitterstoff für ein bekanntes Tonic-Water verwendet.

Eine völlig andere Wirkung besitzt das Mutterkorn-Alkaloid, das im Mittelalter ganze Landstriche entvölkert hat. Ein auf den Getreidekörnern wachsender Pilz ruft bereits in einer Dosierung von einigen wenigen Molekülen starke Halluzinationen hervor. Die Lysergsäure, wie das Alkaloid nach seinem Entdecker genannt wurde, durchdringt mühelos die äußeren Hautschichten und verwandelt das Gehirn des Menschen in ein wahres Tollhaus. In den 60er Jahren fanden amerikanische Hippy-Chemiker einen einfachen synthetischen Weg zur Herstellung der Droge, LSD genannt. Bis heute ist LSD weltweit sowohl gefürchtet wie auch beliebt.

Die biologische Bedeutung von Alkaloiden ist bis heute völlig unklar. Alle Theorien, z. B. sie würden zum Schutz gegen pflanzenfressende Tiere produziert, haben einen entscheidenden Haken. Gerade solche pflanzenfressenden Tiere, die dafür in Frage kämen, sind nämlich ausgerechnet gegen diese Alkaloide gänzlich immun. Andere vermuten, die Alkaloide wären ähnlich wie die ebenfalls alkalische Harnsäure bei Menschen und Tieren ein Ausscheidungsprodukt. Dagegen spricht, daß nur wenige Pflanzen überhaupt Alkaloide produzieren. Viele Pflanzen stellen Alkaloide zudem nur in bestimmten Reifephasen her. Bisher kann also kein biologisches Denkmodell überzeugen.

In vielen Kulturen betrachtet man solche Pflanzen einfach als ein Geschenk Gottes an die Menschen. Sie dienen zum Trost, lindern Krankheiten und Schmerzen und erhalten die Freude am Leben. Andere meinen auch, Alkaloide wären wohl eher ein Geschenk des Teufels an die USA, um der Rauschgiftbehörde eine gewisse Daseinsberechtigung zu liefern und ihr einen legalen Grund zu geben, Millionen harmloser Bürger für Jahrzehnte in Gefängnisse zu sperren, Karrieren zu vernichten und manche sogar in Todeszellen hinzurichten.

Aphrodisierendes aus der Welt der Tiere

Neben der Pflanzenwelt blieb auch die Tierwelt vom menschlichen Forschergeist nicht verschont. Eines der bekanntesten, aber auch heimtückischsten Aphrodisiaka aller Zeiten wird aus der unscheinbaren »Spanischen Fliege« gewonnen. Dieser kleine Käfer (Lytta vesicatoria) gehört zur Familie der Ölkäfer. Bereits im Altertum inspirierte er die Menschheit zu waghalsigen Versuchen. Das führte in den 50er Jahren dazu, daß die arzneiliche Aufbereitung des Insekts in Europa verboten wurde. Bis auf homöopathische Darreichungsformen und die Anwendung als Pflaster wurde der Käfer aus den Medizinbüchern der Neuzeit verbannt. In Hager's Handbuch der pharmazeutischen Praxis wird die Spanische Fliege daher so beschrieben: »Innerlich früher als Aphrodisiakum und Diuretikum angewendet, jetzt aber nicht mehr im Gebrauch, weil die zuweilen erreichten, anscheinend erotischen Erscheinungen nichts anderes als Zeichen schwerer Erkrankungen der Harnwege sind.« Tatsächlich konnten zahlreiche Verätzungen, Hoden-, Haut- und Harnwegserkrankungen bei mißbräuchlicher Anwendung festgestellt werden. Das stark hautreizende und hochgiftige Cantharitin wird heute von einigen naturheilkundlich orientierten Ärzten zur ausleitenden Therapie (Baunscheidtismus, Cantharidenöl und -pflaster) noch immer hoch geschätzt. Der Grund für das Verbot dürfte darin liegen, daß die Spanische Fliege sich auch bei Meuchelmördern und Scharfrichtern großer Beliebtheit erfreute. So entfaltet die Spanische Fliege bereits in einer leicht höheren Dosierung, die nur geringfügig die für den aphrodisierenden Effekt notwendige Menge übersteigt, ihre tödliche Wirkung.

Die Spanische Fliege ist allerdings nicht der einzige Käfer, der zum Zweck der Luststeigerung verspeist wurde. In den Bergregionen erfreuten sich die Maiwürmer (Meloë proscarabaeus) großer Beliebtheit. Im großen und ganzen blieb bei der Suche nach einem genußvollen Liebesakt nahezu kein Lebewesen unversucht. Vom Maikäfer über den Nashornkäfer bis hin zu den Scheren der Hirsch- und Herkuleskäfer wurde alles zermahlen, verrieben und aufgekocht, um das Blut in die Lenden zu treiben und den Geist in Wallung zu versetzen. Resümierend muß jedoch festgestellt werden, daß all diese Käfer, Meeresfrüchte, Reptilien, Vögel oder Geweihe den Beweis ihrer Wirksamkeit schuldig bleiben. Jedoch hat der Glaube daran dazu geführt, daß manche dieser Tierarten von der Ausrottung bedroht sind.

Da in diesem Buch nicht näher auf die Verwendung von Tieren als Aphrodisiaka eingegangen wird, finden Sie in der Tabelle einige Beispiele.

Deutscher Name	Wissenschaftliche Bezeichnung	Verwendungsform
Aal		Fleisch
Abalonen	Haliotis	Fleisch
Achatschnecken	Achatina	Fleisch
Antilope	Gazella	Hörner
Austern	Ostrea	Fleisch und Schale
Baumwanze	Polyphaga plancyi	Pulver
Bienen	Apis	Honig, Gelee Royal
Blutegel	Hirudo	getrocknet und in Wein eingelegt
Büffel	Bison americanus	Hoden
Dreiecksmuscheln	Donax	Fleisch
Esel	Equus asinus	Hoden
Fasan	Phasianinae	Fleisch
Flügelschnecken	Strombus	Fleisch
Frösche	Rana	Schenkel
Garnelen	Natantia	Fleisch
Gecko	Gekko	getrocknet und in Wein eingelegt
Gelbrandkäfer	Cybister tripunctatus	getrocknet
Geldkauri	Cypraea moneta	Fleisch und Schale
Herkuleskäfer	Dynastes hercules	getrocknet
Herkuleskeule	Murex brandaris	Fleisch
Hirsch	Cervus	Penis, Geweih, Schwanz
Hirschkäfer	Lucanus cervus	Asche

Deutscher Name	Wissenschaftliche Bezeichnung	Verwendungsform
Hornissen	Polistes mandarinus	Larven
Hummer	Homarus grammarus	Fleisch
Hyäne	Hyaena	Galle
Kammuscheln	Pectinidae	Fleisch
Karpfen	Cyprinus	Fleisch
Kolibri	Colibri	getrocknet
Krabben	Brachyura	Fleisch
Kraken	Octopus	Fleisch und Tinte
Krokodil	Crocodylus	Eier, Schwanz
Kröten	Bufo	Fleisch, Gift
Kuttelfisch	Sepia	Fleisch
Langusten	Palinurus vulgaris	Fleisch
Libellen	Libellula	Pulver
Maiwürmer	Meloë	getrocknet
Marienkäfer	Coccinella	getrocknet
Moschustier	Moschus moschiferus	Moschus
Nasenbär	Nasua	Penis
Nashornkäfer	Oryctes	ausgekochtes Horn
Ölkäfer	Mylabris cichorii	getrocknet
Purpurschnecke	Murex truncata	Fleisch
Raupen	Chrysomya	geröstet
Regenwurm	Lumbricus	getrocknet und in Wein eingelegt
Ren	Rangifer	Horn
Rind	Bos	Hoden
Robben	Phoco vitulina	Penis, Hoden
Sägekäfer	Golofa aegon	Hörner
Salamander	Salamandra	Fleisch
Schlangen	Serpentes	getrocknet, Fleisch, Gift

Deutscher Name	Wissenschaftliche Bezeichnung	Verwendungsform
Seeigel	Echinoidea	Fleisch
Seelöwen	Callorhinus ursinus	Penis, Hoden
Seepferdchen	Hippocampus	getrocknet
Seidenspinner	Bombyx mori	getrockneter Kokon
Shanka	Turbinella pyrum	Fleisch
Shrimps	Penaeus setiferus	Fleisch und Schale
Skorpion	Buthus martensi	getrocknet
Spanische Fliege	Lytta vesicatoria	getrocknet
Stachelschnecke	Murex inflatus	Fleisch
Taumelkäfer	Gyrinidae	Abkochung
Tausendfüßler	Scolopendra	getrocknet und in Wein eingelegt
Tiger	Panthera tigris	Knochen, Zähne
Wachteln	Phasianidae	Eier
Weinbergschnecken	Helix pomatia	Fleisch

Aphrodisierendes aus der Welt der Minerale

Jede Steinart wurde in der Menschheitsgeschichte zumindest einmal zum heiligen Zauberstein erklärt. Magische Kräfte wurden vor allem dem Feuerstein nachgesagt, war er doch in der Lage, das begehrte Feuer »in seinem Inneren« zu speichern und die Sippe mit Wärme, heißen Kochstellen und Licht zu versorgen. Vor allem Halbedel- und Edelsteinen schrieb man magische Kräfte zu. Aber auch Korallen, Perlen, Muscheln oder versteinerte schneckenförmige Schalen von ausgestorbenen Tieren waren von Bedeutung. Ob Edelstein oder Fossil – man verarbeitete sie nicht nur zu Schmuckstücken und Amuletten, sondern nahm sie auch in pulverisierter Form zur Steigerung von Fruchtbarkeit und Potenz ein.

Da Minerale lebenswichtige Stoffe wie z. B. Zink und Magnesium enthalten, ist eine aphrodisische Wirkung durchaus möglich.

Niemand muß heute Perlen, Dolomitengestein, Muschelschalen oder ähnliches in Essig lösen und trinken. Alle wichtigen Mineralien sind als Pillen oder Tabletten auf dem Markt. Nach modernen Erkenntnissen garantiert ein Zinkpräparat, täglich einmal eingenommen, daß die Sexualorgane bei bester Gesundheit und funktionstüchtig bleiben. Bei einer ausgewogenen und gesunden Ernährung ist jedoch die Einnahme von Vitaminen oder Mineralstoffen unnötig.

Liebeskräuter und -früchte von A–Z

Bevor wir uns der Pflanzenwelt zuwenden, sollten wir uns folgendes vergegenwärtigen:

Das Liebesspiel sollte vor allem eins sein – ein schöpferischer Akt. In jeder Beziehung ist bald »Schluß mit Lust«, wenn sich Routine einstellt und jede Einzelheit vorhersagbar ist. Spontaneität ist gefragt. Eine vielversprechende Möglichkeit, die Sinne anzuregen, ist der Einsatz von Düften in Form von wohlriechenden Massageölen, ätherischen Ölen in der Aromalampe, Duftkerzen, Räucherstäbchen und vielem mehr. Kurz gesagt: der Gestaltung des Liebesakts sowie der passenden Umgebung sind keine Grenzen gesetzt, sofern es beiden gefällt. Neben aphrodisierenden Mitteln ist die Phantasie wohl wichtigste Voraussetzung für ein erfülltes Liebesleben.

Agave (Agave americana)

Herkunft: Die meisten Agavearten stammen aus Mexiko. In kultivierter Form werden sie auch im Süden der USA angebaut.

Aussehen: Agavengewächse unterscheiden sich äußerlich nur wenig. Die fleischigen, schmalen Blätter mit gezacktem Rand bilden eine Rosette. Das Ende ihrer Lebenszeit kündigt die Agave deutlich an: Sie treibt einen glatten Stengel mit einem rispenförmigen Blütenstand aus.

Geschichte: Vermutlich spielten die Agaven schon zu prähistorischen Zeiten bei vielen mexikanischen und nordamerikanischen Völkern eine sehr wichtige Rolle. Die Blätter dienten zur Fasergewinnung, als Heilmittel und Nahrungslieferant. Durch alte Überlieferungen der Azteken wissen wir, daß der begehrte und überaus geschätzte Agavenwein bereits um 1172 bei rauschenden Festen getrunken und als liebesförderndes Mittel eingesetzt wurde. Heute dienen die Pflanzen zur Herstellung des weltweit beliebten Tequila und schmücken als Zierpflanzen viele Terrassen und Gärten.

Inhaltsstoffe und Wirkung: Agaven enthalten, je nach Art, eine Vielzahl wirksamer Inhaltsstoffe, darunter Saponine, ätherisches Öl, Vitamine, Polysaccharide und Mineralstoffe. In Heilpraxen werden sie z. B. bei Hautproblemen, Zahnschmerzen, Schlangenbissen oder Geschlechtskrankheiten eingesetzt. Den Ruf eines Aphrodisiakums haben die Pflanzen bis heute nicht verloren. Besonders die Mexikaner wissen hervorragende erotisierende Mischungen aus Agavenwein herzustellen.

Alraune (Mandragora officinarum)

Herkunft: Die Heimat der Alraune sind die Mittelmeerländer, Nordafrika und Asien. Einige Arten wachsen auch in Südeuropa, im Himalajagebirge, Persien und Palästina. Heutzutage ist sie wildwachsend auch in Deutschland und den angrenzenden Nachbarländern anzutreffen.

Aussehen: Das Nachtschattengewächs hat eine kräftige, fleischige Wurzel, die zwei- bis dreimal gespalten ist. Aus ihr wächst eine dichte Rosette, die aus großen, ovalen Blättern besteht. Die in Büscheln heranwachsenden, violetten oder grünlich-gelben Blüten sind einzeln gestielt und glockenförmig. Die gelblichen Beerenfrüchte verströmen einen etwas betäubenden Geruch und erinnern an kleine Äpfel.

Geschichte: Um die Alraune ranken sich uralte mystische Überlieferungen. Ihre Verwendung wird stets mit magischen Kräften und schwarzer Magie in Verbindung gebracht. Man bringt ihr einerseits Hochachtung und andererseits grenzenlose Furcht entgegen. Schon Dioskurides weiß zu berichten, daß jene, die an den Früchten riechen oder sie verspeisen, entweder die Besinnung verlieren oder in einen tiefen Schlaf fallen. Die oftmals menschenähnliche Gestalt der Wurzel brachte ihr den Namen Galgenmännlein und den Ruf eines übernatürlichen Wesens ein. Wer die Wurzel als Glücksbringer in sein Haus brachte, war alle Sorgen los – Reichtum und Wohlstand stellten sich ein. Aus Wurzelstücken brauten unsere Vorfahren berauschende Liebestränke, die mächtigen und grenzenlosen Liebeszauber entfachten. Die alten Ärzte kochten aus der magischen Wurzel einen Trunk für Kranke. Vor Operationen und Ausbrennungen wurde er den Patienten als narkotisierendes Mittel eingeflößt. Schon damals aber wiesen sie darauf hin, daß der Sud in großen Mengen tödlich ist.

Inhaltsstoffe und Wirkung: Seit der Antike hat die Alraune ihren guten Ruf als wirkungsvolles, aphrodisierendes Mittel nicht verloren. Noch heute sind die zerkleinerten Wurzelstücke bei vielen Naturvölkern Bestandteil berauschender Liebeselixiere. Durch sanfte Dosierungen verfällt der Benutzer in halbnarkotische, tranceähnliche Zustände, die zur völligen sexuellen Enthemmtheit führen. Wie bei der Tollkirsche und dem Stechapfel sind diese Wirkungen auf die Tropin-Alkaloide zurückzuführen. Bei Überdosierung führt die Alraunwurzel zu Atemlähmung und dadurch zum Tod. In der Volksheilkunde südlicher Länder werden heutzutage die schmerzlindernden Blätter der Pflanze auf Wunden gelegt.

Amerikanischer Ginseng (Panax quinquefolius)

Herkunft: Der amerikanische Ginseng wächst in den geschützten Bergwäldern Nordamerikas.

Aussehen: Der Ginseng mit seinen ovalen, gefiederten Blättern bildet eine kräftige, starke Wurzel, die einer menschlichen Gestalt oft überraschend ähnlich sieht.

Geschichte: Ebenso wie der asiatische wurde auch der amerikanische Ginseng verehrt und geschätzt. Für die in der Planzenwelt überaus kundigen indianischen Medizinmänner war Ginseng ein Gottesgeschenk. Sie verehrten die wundersame Pflanze und bezeichneten sie als Zauberwurzel. Bei zahlreichen Krankheiten verarbeiteten sie Ginseng in Kräutermischungen zu wirkungsvollen Heilmitteln und als Aphrodisiakum.

Inhaltsstoffe und Wirkung: Heute wird der amerikanische Ginseng zu gewerblichen Zwecken in weiten Teilen der USA angebaut. Er gilt vielerorts als Allheilmittel und besitzt bezüglich seiner aphrodisischen Eigenschaften in vielen Kulturen noch immer Symbolcharakter. Seine einmalige Wirkstoffkombination wirkt auf Körper und Geist überaus vitalisierend und stärkend.

Ananas (Ananas comosus)

Herkunft: Die Ananas stammt ursprünglich aus Zentralamerika, wird aber heute in fast allen tropischen Gebieten der Welt angebaut.

Aussehen: Die Ananas ist nicht, wie oft vermutet, eine Einzelfrucht, sondern sie steht in einem Beerenfruchtverband der Ananasstaude. Die Pflanzen wachsen 50 cm hoch und besitzen viele lange, spitz zulaufende Blätter. Bis zur ersten Blüte dauert es drei Jahre. Erst dann bilden die Stauden regelmäßig schmackhafte und begehrte Früchte.

Geschichte: Die Indianerstämme Amerikas wissen nahezu alle Pflanzenteile der Ananasstaude zu nutzen. Schon seit Jahrtausenden ist sie wertvolles Nahrungsmittel und Medizin bei vielen Erkrankungen. Als 1493 Kolumbus die Ananas auf Guadeloupe entdeckte, begann ihre Verbreitung um die gesamte Welt.

Inhaltsstoffe und Wirkung: Die saftigen Früchte sind äußerst nahrhaft, entschlackend und wassertreibend. Sie werden deshalb gerne bei Abmagerungskuren und Arteriosklerose eingesetzt. Die Ananasfrucht enthält die Vitamine

A, B und C, organische Säuren, eiweißverdauendes Bromelin, Mineralsalze und ist außerdem reich an Kohlenhydraten. Schon seit langer Zeit wird dem köstlichen, gelben Fruchtfleisch eine aphrodisierende Wirkung nachgesagt. Dieser Effekt wird in einigen Kulturkreisen zusätzlich verstärkt, indem die Fruchtstücke mit Chili bestreut oder zusammen mit Honig in Rum eingelegt werden.

Anis (Pimpinella anisum)

Herkunft: Die Pflanze ist im östlichen Mittelmeerraum beheimatet. Wildwachsend finden wir sie im südlichen Spanien, Griechenland und Ägypten.

Aussehen: Anisstauden erreichen eine Höhe von etwa 50 cm. Die dünnen Blätter sind filigran gefiedert. Die Blüten der dicht zusammengesetzten Dolden sind weiß und tragen braune Früchte, die Anissamen.

Geschichte: Anis wird seit dem Altertum als Gewürz- und Heilpflanze kultiviert. Für Heilanwendungen eignen sich frische oder getrocknete Früchte. Die Verwendung als Aphrodisiakum geht auf Dioskurides zurück, der von ihr sagte, daß sie zum Beischlaf verführe. Sowohl die heilenden als auch die aphrodisierenden Eigenschaften waren der Grund, daß Griechen und Römer diese Pflanze liebten und sie als Gewürz in vielerlei Speisen Verwendung fand.

Inhaltsstoffe und Wirkung: Die Frucht enthält ein angenehm riechendes, verdauungsförderndes ätherisches Öl, das hauptsächlich aus Anethol besteht. Die stimulierenden Eigenschaften der Frucht lindern Menstruationsbeschwerden, Koliken und Migräne. In der Heilkunde wird Anis außerdem bei Blähungen, Asthma und Husten eingesetzt. Das ätherische Öl entfaltet auch in Aromalampen seine anregende Wirkung auf den gesamten Organismus. Frigidität und Impotenz lassen sich mit geeigneten Rezepten, in denen die Samen Verwendung finden, beheben.

Avocadobaum (Persea americana)

Herkunft: Der Avocadobaum stammt ursprünglich aus Zentralamerika und ist heute in allen tropischen Gebieten der Welt zu Hause.

Aussehen: Der immergrüne, grazile Avocadobaum wird wildwachsend bis zu 15 m hoch. Seine stark verzweigten Äste sind pyramidenförmig geordnet und tragen lange, glatte Blätter und wohlriechende grünlich-gelbe Blüten. Daraus entwickeln sich die großen, birnenförmigen Früchte mit dem fetten Fruchtfleisch und dem braunen Kern.

Geschichte: Schon seit Urzeiten gehören die Avocadofrüchte zu den wichtigsten indianischen Nahrungsmitteln; die Maya bauten sie in Kulturen an. Auch die anderen Pflanzenteile gelten indianischen Schamanen als wichtige Heilmittel. Blätter, Öl und Baumrinde wurden bei Fieber, Hautflechten und Frauenleiden eingesetzt.

Inhaltsstoffe und Wirkung: Die Früchte des Avocadobaums sind leicht verdaulich und enthalten wichtige Nährstoffe, wie z. B. Fette, Vitamine, Aminosäuren und antibiotische Wirkstoffe. Sie werden heute vorrangig zu Speiseöl und als Zusätze in kosmetischen Produkten für empfindliche Haut verarbeitet. Fruchtfleisch und Kern der Avocado sind bis heute ein bekanntes Mittel, den Liebestrieb neu zu entfachen und dem Körper die nötigen Kräfte zu spenden.

Ayahuasca (Banisteriopsis caapi)

Herkunft: Die tropischen Regenwälder Amazoniens sind die Heimat der Liane. Kultiviert wird sie in Peru, Kolumbien, Brasilien und Ecuador.

Aussehen: Die Riesenliane besteht aus überlangen, stark verholzten Stengeln mit stark verzweigtem Wuchs und großen, ovalen grünen Blättern. Die doldenartigen Blütenstände entwickeln sich in den Blattachseln und tragen große weiße oder rosa Blüten.

Geschichte: Man vermutet, daß bereits seit Jahrtausenden psychedelisch wirkende Tränke aus der Rinde oder ganzen Lianenteilen gebraut werden. Südamerikanischen Indianerstämmen galt die Pflanze als heilig und war wichtiger Bestandteil mystischer Rituale, in denen sie nach dem Genuß der Getränke in tranceähnliche Zustände fielen.

Inhaltsstoffe und Wirkung: Im Labor fanden Chemiker in der Rinde der Ayahuasca Harmalin und Harmin. Diese Substanzen erzeugen starke Rauschzustände mit aphrodisischen Komponenten. Es kommt zu Halluzinationen mit verändertem Seh- und Hörvermögen, was auch sexuell stimulierend wirkt.

Basilikum (Ocimum sanctum)

Herkunft: Ursprünglich stammen die vielen verschiedenen Basilikumarten aus südlichen Teilen Asiens und dem tropischen Afrika. Heutzutage wird das Gewürzkraut in den Mittelmeerländern, aber auch in unseren Breiten in kleinen Töpfen oder Kräutergärten gezogen.

Aussehen: Basilikum ist ein einjähriges Kraut und wird 40 cm hoch. Die Pflanze ist fein behaart und besitzt ovale Blätter. Das Kraut blüht zwischen Juni und September und bildet weiße oder rote Blüten.

Geschichte: Im alten Ägypten galt das Kraut als kostbare Grabbeigabe, wie Funde getrockneter Basilikumkränze in den Pyramiden beweisen. Auch den Hindus war die Pflanze heilig und dem Götterpaar Lakshmi und Vishnu geweiht. Auf allen Hausaltären und religiösen Plätzen findet sich stets Platz für ein Töpfchen mit einer Basilikumpflanze. Für die Römer dagegen war Basilikum lediglich ein Gewürz, daß manchmal auch zu verschiedenen Heilzwecken eingesetzt wurde. Als Mönche im Mittelalter die Pflanze über die Alpen brachten, wurde das Kraut auch bei uns ein geschätztes Heilmittel, wie viele alte Arzneiverzeichnisse künden. Ebenso galt Basilikum als ein Kraut, das Unheil abwehren konnte. In großen Mengen genossen, steigert das Kraut Liebesverlangen und -fähigkeit.

Inhaltsstoffe und Wirkung: Den höchsten Wirkstoffgehalt finden wir in den Blättern. Sie enthalten ein ätherisches Öl, Methylchavicol, Gerbstoffe, Säuren und Vitamine. Diese Inhaltsstoffe fördern die Gallenbildung, beheben durch schlechte Verdauung hervorgerufene Blähungen und Bauchkrämpfe. Erfahrungen der Volksheilkunde zeigen, daß die Droge eine beruhigende Wirkung besitzt. Bei Wöchnerinnen wird es zur Steigerung des Milchflusses eingesetzt.

Anekdoten und Rituale: Schon seit langer Zeit ist den Hindus die Tulasi-Pflanze (Ocimum sanctum), eine der vielen Basilikumarten, heilig. Sie wird bis heute ausschließlich an rituellen Orten angebaut. Sie ist der Göttin Lakshmi und ihrem Gatten Vishnu geweiht. Alle, die in religiöser Ehrfurcht zur Göttin beten, nehmen täglich ein Tulasiblatt zu sich. Der Verzehr garantiert Gesundheit, Fruchtbarkeit und verhilft den Gläubigen zu einem aufregenden Sexualleben.

Baumwollstrauch (Gossypium herbaceum)

Herkunft: Man begegnet dem Baumwollstrauch in tropischen Gebieten Amerikas, Asiens, Indiens, Ägyptens und in warmen Gebieten der ehemaligen UdSSR.

Aussehen: Die krautigen oder strauchigen Baumwollarten wachsen etwa 1 m hoch und tragen lederartige, grüne Blätter und strahlend gelbe Blüten. Sämtliche Arten der Gattung bilden Kapselfrüchte, die aus 3–5 Fruchtfächern bestehen. Darin befinden sich kleine Samen mit einer flaumigen Behaarung.

Geschichte: Mit dem Wort Baumwolle verbinden die meisten Menschen die seit Jahrhunderten bekannte Tradition der Verarbeitung von Fasern und Geweben für die Bekleidungsindustrie. Der Baumwollstrauch hat jedoch mehr zu bieten als Fäden und Stoffe. So gilt zum Beispiel ein Extrakt aus Wurzelrinde als altes Heilmittel bei Frauenleiden. Zudem bringt die Wurzelrinde auch neuen erotischen Schwung.

Inhaltsstoffe und Wirkung: Das wertvolle Öl, das aus den

Samen gewonnen wird, enthält ungesättigte Fettsäuren und ist ein cholesterinsenkendes Mittel. Die Wurzel (vor allem ihre Rinde) hat auch heute noch eine Reihe anderer Aufgaben. Sie dient den Chinesen als »Verhütungsmittel«, das die Bildung eines befruchtungsfähigen männlichen Samens verhindert. Im Ayurveda werden die Rindenextrakte, die Harze und Gerbstoffe enthalten, als Verjüngungsmittel und Aphrodisiakum eingenommen.

Betelpalme (Areca catechu)

Herkunft: Man vermutet, das die ersten Urformen der Palme von den Sundainseln und den Philippinen stammen. Durch Anpflanzung wurde sie im großen Stil vermehrt, so daß Palmen heute in allen tropischen Gebieten anzutreffen sind.

Aussehen: Die stolze Fächerpalme bringt es auf eine Höhe von 20–25 m und besticht durch etwa 150 cm lange, gefächerte Wedel. Die kolbenartigen Blütenstände des Baums sind sowohl männlich als auch weiblich und entwickeln bis zu drei Fruchtstände, die jeweils über einhundert Früchte ausbilden. Die elliptische, orangefarbene Frucht beherbergt steinharte Samen, die auch als Betelnuß bekannt sind.

Geschichte: Die Betelpalme wurde schon in Jatakaschriften erwähnt und bereits 340 v. Chr. von Herodot beschrieben. Schon seit langer Zeit dient ihr Samen als Opfergabe für die Götter und wird zum magischen Objekt, das Zauberkräfte aufnehmen und weiterleiten kann. In Südasien und Ostafrika werden Betelnußscheiben in ein mit Kalk bestrichenes Blatt des Betelpfeffers (Chavic betle) eingewickelt und gekaut. Die Wirkung ist sanft berauschend und aphrodisierend.

Inhaltsstoffe und Wirkung: In den Samen der Palme sind verschiedene Alkaloide enthalten, die eine anregende Wirkung auf Körper, Seele und Liebesleben ausüben. Besonders ayurvedische Heilkundige machen sich diese belebenden und aphrodisischen Eigenschaften zunutze. Als Heilmittel werden die Samen in vielen Kulturkreisen eingesetzt, zum

Beispiel gegen Bandwürmer, bei Durchfallerkrankungen, Verdauungsproblemen und Nervenleiden.

Betelpfeffer (Piper betle)

Herkunft: Der Betelpfeffer gedeiht in den tropischen Zonen Südostasiens. Dort wird er in großen Kulturen angebaut und dient hauptsächlich als Genußmittel.

Aussehen: Ähnlich wie Matico ist Betelpfeffer eine Kletterranke. Seine Stengel sind vielfach verzweigt und tragen tiefgrüne, herzförmige Blätter.

Geschichte: Berühmt wurde der Betelpfeffer besonders wegen seiner scharf-würzigen, aromatischen Blätter. Sie werden neben Betelnüssen und verschiedenen anderen Gewürzen seit Jahrhunderten in Asien von den sogenannten Betelkauern konsumiert. Die Blätter werden einige Zeit gekaut und ausgesaugt, wodurch sich die stimulierende, aufhellende und erotisierende Wirkung entfaltet. Mit Recht gab man ihnen im Volksmund den Namen »Lustbissen«. Nachteil: Betelkauen verfärbt die Zähne rasch häßlich gelb.

Inhaltsstoffe und Wirkung: Betelpfefferblätter sind noch heute Bestandteil vieler erotisierender Speisen. In ihnen konnten ätherisches Öl, Harz und Gerbstoffe gefunden werden. Übermäßiger Genuß führt jedoch zu einer Umkehr der erwünschten Wirkung.

Bilsenkraut (Hyoscyamus niger)

Herkunft: Die Ursprünge des Bilsenkrautes liegen im Mittelmeerraum und in den Trockengebieten Zentral- und Ostasiens. In Mitteleuropa gedeiht es bis zur Voralpenstufe. Aufgrund seiner Geschichte findet man Bilsenkraut außerdem in alten verwilderten Klostergärten.

Aussehen: Das Bilsenkraut wird 30–80 cm hoch. Der Stengel, die gezackten Laubblätter und die trichterförmigen, mattgelben Blütenkelche sind klebrig-zottig. Die einzelnen

Blüten sitzen in den Blattachseln und bilden eine lange, einseitige Ähre.

Geschichte: Schon in der Antike wurde das heilende und aphrodisisch wirkende Bilsenkraut genutzt. Von den Heilkundigen dieser Zeit wurde es bei bösartigen Geschwüren, schmerzhaften Krämpfen und Entzündungen eingesetzt. Als Kraut des Sonnengottes Apollon wurde es von Seherinnen und Orakelpriester verwandt, um Vergangenes, Gegenwärtiges und Zukünftiges zu sehen. Wer mit dem Reichtum und dem Zauber der Pflanze umzugehen wußte, konnte sich dessen Wirkung als Genuß- und Rauschmittel sowie als Aphrodisiakum zunutze machen. Werden die Samen geraucht oder in Räucherungen eingebunden, steigert es die erotische Stimmung und fördert die sexuelle Bereitschaft. In späteren Zeiten wurde das Kraut mehr und mehr für hinterhältige Giftmorde mißbraucht und geriet als Hexenkraut in Verruf. Durch die zunehmende Macht der Kirche, die sowohl die Licht- als auch die Schattenseiten des Krautes verpönte, wurde es zur illegalen Pflanze. Nur in den Klostergärten der Mönche durfte das Kraut weiterhin angebaut und studiert werden.

Inhaltsstoffe und Wirkung: Bilsenkraut enthält bis zu 0,17 % Alkaloide. Zu den Hauptalkaloiden gehören Hyoscyamin und Scopolamin. Die Drogenextrakte der Pflanze wirken pupillenerweiternd, krampflösend, sekretionshemmend und gegen Erbrechen. Bei Krämpfen im Verdauungs-, Harn-, und Atmungstrakt werden die Alkaloide in entsprechenden Kombinationspräparaten genutzt, um Krämpfe der glatten Muskulatur zu lindern. Die berauschende, entkrampfende und den Liebesdrang weckende Wirkung ist auf das Scopolamin zurückzuführen. Trotz all dieser verlockenden Eigenschaften des Krautes ist die Droge mit Vorsicht zu genießen. Bereits 5 mg der Alkaloide führen bei oraler Gabe zum Tod. Zeichen einer Überdosierung sind Unruhe, Verwirrung, Pupillenerweiterung, Bewußtlosigkeit oder Atemlähmung.

Borrachero (Methysticodendron amesianum)
Herkunft: Das wichtigste Verbreitungsgebiet des mächtigen Baums ist Kolumbien. In großen Plantagen wird er noch heute in den kolumbianischen Anden angebaut.
Aussehen: Der nahe Verwandte der Engelstrompete erlangt eine Höhe von 8 m und hat lanzettförmige Blätter. Die röhrenförmigen, hängenden, weißen Blüten erreichen eine Länge von etwa 30 cm.
Geschichte: Der Baum erfreut sich wegen seiner ausnehmenden Schönheit und dem berauschenden Duft der Blüten großer Beliebtheit. Ein Aufguß aus seinen frischen Blättern dient den Ureinwohnern Südamerikas seit langer Zeit als Aphrodisiakum, Heilmittel und psychedelisches Rauschmittel.
Inhaltsstoffe und Wirkung: Die Blätter des Borrachero werden auch heute noch von großen Teilen der Bevölkerung geraucht oder als Teeaufguß getrunken. Sie enthalten wie der Kokastrauch stark wirksame Tropin-Alkaloide, z. B. Scopolamin. Obwohl Borrachero allgemein als verträglich eingestuft wird, können manche Reaktionen nach der Einnahme überaus heftig ausfallen.

Brechnuß (Strychnos nux-vomica)
Herkunft: Am häufigsten findet man den Brechnußbaum in trockenen Wäldern tropischer Gebiete. Seine Urheimat sind Indien und Birma.
Aussehen: Der mächtige Baum erreicht einen Stammumfang von 3 m und wird 25 m hoch. Die ausladenden Äste tragen viele glänzende Blätter. Aus den grünlichen Blütendolden entwickeln sich orangene Beerenfrüchte mit weißem Fruchtfleisch und einem grauen, tellerförmigen Samen, der als Brechnuß bezeichnet wird.
Geschichte: Erstmals wurde die Brechnuß von Theophrast beschrieben, der ihr das Attribut »rasendmachend« verlieh. Auch in frühen persischen Aufzeichnungen tauchte sie

immer wieder als berauschendes Mittel auf. Erst im 15. Jahrhundert erreichte sie Europa und hatte bald den Ruf eines überaus stark wirkenden Aphrodisiakums. Besonders beliebt war sie als Zusatzmittel in Opium- oder Stechapfelpräparaten.

Inhaltsstoffe und Wirkung: Die Samen enthalten verschiedene Alkaloide und Glykoside, von denen besonders das Gift der Gattenmörder, das Strychnin, zu erwähnen ist. Fast die gesamte Wirkung der Brechnuß wird von diesem Stoff bestimmt. Er wirkt in winziger Dosierung erregend auf das Zentralnervensystem und verschärft alle Sinneseindrücke. Dadurch entstehen besonders intensive erotische und rauschhafte Gefühle – manchmal aber auch unbeschreibliche Horrortrips. Bereits 60–90 mg der Brechnuß wirken tödlich. In der Volksmedizin gilt die Brechnuß als gutes Mittel gegen Migräne, Nervosität und Depressionen, sie ist Bestandteil vieler Kombinationspräparate.

Brennessel (Urtica dioica)

Herkunft: Außer in den tropischen und südlichen Gebieten Afrikas und in den Polargebieten hat sich die Brennessel als Kosmopolit über den gesamten Erdball verbreitet.

Aussehen: Die bis zu 150 cm hoch wachsende Staude hat einen weit verzweigten, robusten Wurzelstock. Im Frühjahr treibt er mit langen Brennhaaren besetzte Blätter aus. Die Blüten sind unscheinbar grün. Brennesseln bilden entweder männliche oder weibliche Blüten, die durch Windbestäubung befruchtet werden.

Geschichte: Schon seit dem Altertum ist die Heilwirkung der Brennessel bekannt. Die alten Gelehrten, seien es nun Hippokrates, Hildegard von Bingen oder Hieronymus Bosch, verordneten Brennesseln für unterschiedliche Beschwerden. In vielen Kräuterbüchern des Mittelalters sind ihre heilenden Eigenschaften ausführlich beschrieben. Aufgrund ihrer brennenden Wirkung wird sie außerdem zur unabkömmlichen Zauberpflanze. Für die einen gilt sie als Schutz gegen Hexen, für andere ist sie ein brennendes Liebeselixier.

Inhaltsstoffe und Wirkung: Obwohl die Brennessel heutzutage als Unkraut verschrieen ist, sind ihre Heilwirkungen und Inhaltsstoffe nach wie vor zu rühmen. Analysen der Neuzeit ergaben, daß die Brennessel reich an Vitamin A und C, Mineralstoffen und Gerbsäure ist. Die Brennhärchen enthalten Histamin. Die Pflanze wird zur körperlichen Entgiftung und Entschlackung benutzt. Sie hilft, Muskeln, Gelenke und Blut von Giftstoffen zu befreien. Das Nesselgift der Brennhaare gilt schon von alters her als sexuelle Stimulanz. Es regt die Durchblutung an und aktiviert auch alle anderen Körperkreisläufe. Das Trinken von Brennesseltee und das Rauchen der Samen wirkt aphrodisisch.

Brunfelsie (Brunfelsia species)
Herkunft: Die Heimat der Pflanze sind die karibischen Inseln und Brasilien. Als Zierpflanze ist sie heute in Gärten auf der ganzen Welt verbreitet. Wild blüht sie auch in frostfreien Gebieten des Mittelmeerraumes.
Aussehen: Brunfelsien sind bis zu 3 m hohe, immergrüne Sträucher mit lederartigen, dunkelgrünen Blättern. Die fünfblättrigen, kurzgestielten Blüten sind violett, es gibt aber auch weiße oder gelbe Arten. Die Früchte der Pflanze sind grüne, runde Beeren mit großen Samen.
Geschichte: 1648 wurde die Pflanze erstmals von Pisos in einem brasilianischen Medizinbuch beschrieben. Schon die Portugiesen hatten bei ihrem Einzug in Brasilien beobachtet, wie Indianerstämme aus Teilen der Wurzel Gift für Pfeile herstellten und im Rahmen magischer Rituale Heilungen mit Wurzelstücken vornahmen. Besonders hilfreich waren die Brunfelsien als Medikament gegen Schlangenbisse. Ebenso lobten die Indianerstämme ihre Eigenschaften als Halluzinogen und Aphrodisiakum.

Inhaltsstoffe und Wirkung: In Brasilien wird die Pflanze heute auf Plantagen, vorwiegend wegen der begehrten Wurzeldroge, angebaut. Sie enthält verschiedene Alkaloide und gilt als gutes Heilmittel bei Syphilis. In der Volksmedizin nutzt man Brunfelsien bei Fieber, Rheuma und Hauterkrankungen. 1862 wurde sie unter der Bezeichnung »Franciscea uniflora« auch in der Homöopathie eingeführt. Als Halluzinogen mit aphrodisierender Wirkung ist ein Tee aus Stengel und Blättern noch heute sehr beliebt.

Chili (Capsicum annuum)

Herkunft: Als Ursprungsland der Chilipflanzen gelten sowohl Süd- als auch Mittelamerika. Von dort aus hat sich der Anbau dieser Gewürzpflanze bis nach Indien, Pakistan, China und Thailand ausgedehnt. Die wichtigsten Importeure sind heute Sri Lanka, Malaysia und die Vereinigten Staaten.

Aussehen: Die unzähligen Chilisorten sind Teil einer großen Familie, zu der auch die Kartoffeln, Tomaten und Auberginen gehören. Chilis werden in tropischen Gebieten angebaut, da das Gewächs sehr frostempfindlich ist. Der buschige Strauch trägt längliche grüne, gelbe oder rote Früchte. Unreif sind Chilis grün, reif können sie gelb, orange, dunkelrot oder violett sein.

Geschichte: Vor etwa 9000 Jahren wurden Chilipflanzen im Tal von Mexiko erstmals gepflanzt. Die dort ansässigen Nahua-Indianer gaben den kleinen Früchten ihren Namen, der ihnen bis heute erhalten geblieben ist. Kolumbus importierte sie um 1495 nach Europa. Die Portugiesen brachten das Gewächs in viele Länder. Heute zählt man mehrere hundert Arten der Pflanze. Ihre unverwechselbare Würze ist aus vielen Gerichten kaum mehr wegzudenken. Die Indianer schätzten als erste die feurige Wirkung des Gewürzes, das den Geschlechtstrieb im wahrsten Sinne des Wortes anheizt.

Inhaltsstoffe und Wirkung: Ihre enorme Schärfe verdanken die Chilis den Alkaloiden, von denen besonders die Substanz Capsaicin dominiert. Außerdem enthalten sie reichlich Vitamin C. So kann der Chili als fiebersenkendes, kreislaufanregendes, verdauungsförderndes und antibakteriell wirkendes Medikament eingesetzt werden. Besonders erwähnenswert ist seine allgemein anregende Wirkung. Er gibt dem Körper neue Energie, stärkt den gesamten Organismus und gilt als wirksames Mittel gegen Impotenz. Ob Chili nun als Heilmittel, Gewürz oder Aphrodisiakum genutzt wird, er ist unbedingt vorsichtig zu dosieren. In großen Mengen wirkt Chili als Reizgift, das Magen und Darm regelrecht verbrennen kann.

Chilito (Epithelantha micromeris)

Herkunft: Die Ursprünge dieser Kaktusart liegen in Amerika, und sie ist in großer Anzahl in Mexiko zu finden. Die meisten Arten der Gattung lieben trockene und heiße Wüstengebiete.

Aussehen: Der stachelige Kaktus hat eine kugelige Form und ist leicht behaart. Er entwickelt etwa 1 cm lange Blüten in violett, weiß oder rosa. Als Früchte bilden sich kleine, rote Schoten, die an Chilis erinnern und einfach aus dem Fleisch herauszuziehen sind.

Geschichte: Schon zu Beginn des 19. Jahrhunderts kannte man viele verschiedene Arten der Gattung und wußte sie botanisch zu beschreiben. Besonders in der Schamanenkultur galten Früchte und Fruchtfleisch als Zaubermittel, um böse Hexen und Magier zu entlarven.

Inhaltsstoffe und Wirkung: In allen Pflanzenteilen des Chilito befinden sich Triterpene und Alkaloide mit psychedelischer Wirkung. Das Gewächs gilt bei vielen Völkern als lebensverlängerndes Mittel und ist heute auch als Dopingmittel in Gebrauch. Als Tonikum und Aphrodisiakum wirkt es anregend und stärkend auf den gesamten Körper. Übermäßiger

Genuß führt zu tödlichen Vergiftungen, in weniger schweren Fällen werden die Betroffenen in den Wahnsinn getrieben.

Damiana (Turnera diffusa)

Herkunft: Damianasträucher findet man wildwachsend in Südkalifornien, Brasilien und Bolivien. Als Zentrum des Anbaus der Pflanze gilt Mexiko.

Aussehen: Der bis zu 2 m hohe, aromatisch duftende Strauch hat viele kleine, rutenförmige Zweige mit grünen Laubblättern. In den oberen Blattachseln bilden sich zarte Blüten, die unscheinbare, dreiteilige Früchte mit rauher Schale hervorbringen.

Geschichte: Damiana erfreute sich im alten Mexiko großer Beliebtheit. Besonders bei den alten Maya-Kulturen galt sie als unabkömmliche Heilpflanze, die in Verbindung mit kosmischen Ritualen in der Lage war, schwerkranke Asthmapatienten zu heilen und ihnen ihre Lebensfreude zurückzugeben. Wie die Mayas erkannten auch Heilkundige anderer Länder, daß es einen Zusammenhang zwischen Asthma und sexueller Unlust gibt. Heilpflanzen wie Damiana lindern Asthmabeschwerden und wecken gleichzeitig erotische Gefühle. Außerdem gilt das Kraut als Mittel gegen Gehirnschwäche, Impotenz und Hodenentzündung. Zu dieser Zeit trug die Pflanze viele verschiedene Namen, wie »Kein Asthma« oder »Die den Mann das Hemd ausziehen läßt«, die alle in Verbindung mit ihren heilenden Eigenschaften standen. Erst gegen Ende des 17. Jahrhunderts bekam das Kraut von dem christlichen Missionar Juan Maria de Salvatierra seinen botanischen Namen. Da er mit der Indianersprache nicht umzugehen wußte, gab er der wundervollen Pflanze den Namen des christlichen Märtyrers Damiana, der sich in der ganzen Welt durchgesetzt hat.

Inhaltsstoffe und Wirkung: Die Blätter der Damianapflanze enthalten ein ätherisches Öl mit Pinen, Cymol und Cineol. Außerdem wurden Harze, Tannin, Bitterstoffe und Glykoside gefunden. Die aphrodisierende Wirkung des Krautes ist in der westlichen Welt umstritten, obwohl Naturvölker seit Jahrtausenden vom Gegenteil berichten. Als Rauchmittel, Teeaufguß und Bestandteil alkoholischer Getränke hat es eine anregende Wirkung, die ohne Zweifel den Geschlechtstrieb anheizt. In Amerika sind schon seit einigen Jahren Gelatinekapseln auf dem Markt, die bei Menstruationsbeschwerden und Konzentrationsschwäche, aber von einigen auch als Aphrodisiakum eingenommen werden. Auch in der Homöopathie nutzt man seit vielen Jahren Damianakraut bei Impotenz und anderen Beschwerden. In der Medizin gelten die Inhaltsstoffe der Pflanze als nervenstärkend, antidepressiv, abführend und antiseptisch im Bereich des Harnsystems.

Dattelpalme (Phoenix dactylifera)

Herkunft: Dattelpalmen wachsen heute vorrangig in Kleinasien, Arabien und Nordafrika.

Aussehen: Die Dattelpalme hat einen blattnarbigen, schuppigen Stamm und wird 30 m hoch. Ihre majestätische Blattkrone besteht aus zirka 50–70 gefächerten Wedeln. Die beliebten Dattelfrüchte sind gelb und in großen Rispenständen vereint.

Geschichte: Schon Plinius vermerkte in Berichten über die ägyptische Kultur, daß sich aus Dattelpalmen ein herrlich berauschender Wein brauen läßt. Dies belegt, daß Dattelpalmen seit dem Altertum bekannt und vorrangig zur Weingewinnung kultiviert wurden. Der vielgepriesene Palmwein dient als aphrodisierendes Getränk, das bei rituellen Zusammenkünften als Rauschmittel benutzt wurde. Zu solchen Anlässen wurde er mit anderen Rauschmitteln, wie z. B. Alraune oder Bilsenkraut, versetzt. Heutzutage brennt man aus vergorenem Dattelpalmensaft den bekannten Arakschnaps.

Inhaltsstoffe und Wirkung: Bis heute konnte in den Säften der Dattelpalme kein aphrodisierender Wirkstoff isoliert werden. Trotzdem sind Palmweine nach wie vor sehr beliebt und gelten als erfrischende und erotisierende Stimmungsmacher. Für viele afrikanische Stämme ist Palmwein noch heute eine kostbare Opfergabe, das als Rauschmittel den Kontakt zu Göttern und Geistern herstellt.

Dita (Alstonia scholaris)

Herkunft: Der Baum ist heutzutage in ganz Südostasien verbreitet und gedeiht in den tropischen Regenwäldern und im Osten Australiens. Seine Urheimat ist Indien.

Aussehen: Der immergrüne, bis zu 25 m hohe Baum hat eine rauhe, graubraune Rinde, und an den großen Ästen stehen die Blätter in Büscheln zusammen. Der Baum trägt unscheinbare, kleine, gelbliche Blüten, aus denen sich dünne Schoten entwickeln.

Geschichte: Der Ditabaum ist seit langer Zeit ein wichtiger Rohstoff zur Papierherstellung. Bald nutzte man das Holz auch zur Herstellung von Möbeln. Da er bei vielen Stammesvölkern als unheilbringend galt, wurde der Ditabaum häufig gemieden. Gelegentlich wurde die Rinde des Baums als Heilmittel bei Husten, Magen- und Darmproblemen verwendet. Eine Ausnahme bildet der Tantrakult. Die Samen des Baums wurden zur Stärkung des männlichen Geschlechtstriebs verwendet. Außerdem soll der Mann bei oraler Einnahme des Ditasamens in der Lage sein, seinen Orgasmus beliebig lange hinauszuzögern.

Inhaltsstoffe und Wirkung: Als Aphrodisiakum gibt man heute einen Kaltwasserextrakt aus den Samen. Sie enthalten das stark auf den Genitalbereich einwirkende Indolalkaloid Chlorogenin. Auch die Rinde hat aphrodisische und psychoaktive Wirkungen. In höheren Dosen wirkt sie stimulierend auf das Zentralnervensystem. Bei vielen Naturvölkern dient der Kaltwasserauszug aus der Rinde als hilfreiches Malaria-Mittel, wobei allerdings die pharmakologische Wirksamkeit klinisch nicht bewiesen ist.

Durian (Durio zibethinus)

Herkunft: Der Urwaldriese hat seine Heimat in Südostasien und ist am häufigsten in Malaysia, Indonesien und auf den Philippinen anzutreffen.

Aussehen: Der zirka 30 m hohe, immergrüne Baum bildet igelgroße, stachelige Früchte aus, die auch als Stinkfrüchte bekannt sind.

Geschichte: Das cremige, gelbliche Fruchtfleisch steht schon seit langer Zeit im Ruf eines kräftig wirkenden Aphrodisiakums. Auch die gerösteten Samen werden häufig zu diesem Zweck eingenommen.

Inhaltsstoffe und Wirkung: Bis heute ist über die wirksamen Inhaltsstoffe der Früchte mit dem penetranten, ekelerregenden Geruch nichts bekannt. In Malaysia werden Durians in der Volksmedizin dennoch weitläufig mit beachtlichen Erfolgen genutzt.

Engelstrompete (Brugmansia aurea)

Herkunft: Die aus Mittel- und Südamerika stammende Engelstrompete existiert heute vermutlich nur noch als Kulturpflanze. Die meisten Arten von Brugmansia gedeihen in feuchtkühlen Höhenlagen bis zu 1 800 m. Weit verbreitet sind die Pflanzen im westlichen Amazonas und in den Anden. Bei uns gedeiht die Engelstrompete als Kübel- und Zierpflanze, die Terrassen, Freitreppen und Wintergärten schmückt.

Aussehen: Die Engelstrompete verfügt über einen baumartigen Wuchs und wird bis zu 9 m hoch. Die großen, üppigen Blüten sind länglich geformt und zart- bis zitronengelb. Die Pflanze treibt große, grüne Blätter, die 40 cm lang werden. Meist sind sie fein behaart. Der gesamte Grund der bezaubernden Blüten ist von einem grünen Blütenkelch umschlossen. Die Früchte des Strauches werden unterschiedlich groß. Sie sind eiförmig mit einer glatten, grünen Oberfläche. In ihrem Fruchtfleisch befinden sich bis zu 9 cm große, kantige, schwarz-braune Samen.

Geschichte: Aufgrund der berauschenden Eigenschaften und der lokalen Ausbreitung der Pflanze vermutet man eine lange Beziehung zur menschlichen Zivilisation. Indianische Völker vermittelten der neuen Welt Kenntnisse über die halluzinogene Verwendung von Brugmansia. Die Schamanen kochten die Blätter aus und ließen die Samen mehrere Wochen in einem Wasserbad. Das Ergebnis war ein berauschendes und kräftigendes Aphrodisiakum. Getrocknete Pflanzenteile wurden geraucht, was die körperliche Empfindsamkeit steigerte und erotische Gefühle intensivierte.

Inhaltsstoffe und Wirkung: In allen Pflanzenteilen der Engelstrompete finden sich hochwirksame Alkaloide. Hauptanteil ist Scopolamin und das ähnlich wirkende Atropin. Die Inhaltsstoffe und ihr Zusammenwirken haben die Pflanze zu einem Heilmittel gemacht, das besonders bei rheumatisch bedingten Schmerzen zum Einsatz kommt. Als Halluzinogen erfreut sich die Engelstrompete nach wie vor großer Beliebtheit und wird in vielen Kulturkreisen als Tee zubereitet oder geraucht.

Epena (Anadenanthera peregrina)

Herkunft: Der Epenabaum liebt tropische Standorte wie Brasilien, Guyana, Kolumbien und Venezuela.

Aussehen: Der bis zu 18 m große Baum besitzt eine tiefdunkle, mit kegeligen Dornen bewachsene Rinde. Seine Blätter sind fein gefiedert und werden 30 cm lang. Die kleinen, ballförmigen Blüten hängen in dichten Trauben zusammen und bilden lange, ledrige Fruchtschoten. Darin wachsen die rundlichen, rotbraunen Samen.

Geschichte: In den Heimatländern des Baumes wurden nahezu überall bei archäologischen Ausgrabungen Samen des Baumes gefunden. Aufzeichnungen beweisen, daß aus den Samen bereits im 16. Jahrhundert ein Schnupfpulver hergestellt wurde, das starke psychedelische Effekte auf den Konsumenten ausübt. Das Pulver diente Schamanen als

Trancemittel, unter dessen Wirkung sie Kontakt zu ihren Schutzgeistern herstellen konnten. Es gab kaum ein Ritual oder Stammesfest, bei dem das Pulver nicht eine herausragende Rolle spielte.

Inhaltsstoffe und Wirkung: Die Samen des Epenabaums enthalten das starke Halluzinogen DMT, Bufotenin und Spuren von ß-Carbolinen. Die Substanz DMT unterliegt dem Betäubungsmittelgesetz, sofern sich der Stoff nicht in lebenden Pflanzen befindet. Wird das Pulver nasal eingenommen, kommt es zu Visionen der unterschiedlichsten Art, die einige Stunden anhalten. Die sexuelle Stimulierung ist dabei nur eine angenehme Nebenwirkung. Fraglich ist freilich, inwiefern Sex im halluzinogenen Zustand überhaupt praktikabel ist. Im Vordergrund steht das Erleben mehrdimensionaler Phantasien, wie z. B. das Gefühl zu fliegen, Wiedergeburtserlebnisse oder Wandlungen der eigenen Persönlichkeit.

Fliegenpilz (Amanita muscaria)

Herkunft: Der Fliegenpilz ist in Europa, Asien, Amerika und Afrika beheimatet. Er gedeiht in lichten Laubwäldern und in der Heide. Bei uns findet man ihn am häufigsten unter Birken, Lärchen und Kiefern.

Aussehen: Der wohl bekannteste aller Pilze fasziniert durch seine wunderschöne Gestalt und Farbgebung. Unter guten Wachstumsbedingungen wird er 20 cm hoch. Besonders auffallend ist der rote Hut mit den weißen Pünktchen, der auf einem weißen, zylindrischen Stiel sitzt, der einen gelblich-weißen Ring trägt.

Geschichte: Viele Untersuchungen der Neuzeit weisen darauf hin, daß der Fliegenpilz identisch mit dem altindischen Soma ist. Dadurch ist er ohne Zweifel eine der ältesten halluzinogen gebrauchten Pflanzen der Menschheit, um die sich zahlreiche Märchen und Sagen ranken. Die Schamanen verehrten das Gewächs und verspeisten Teile davon, um trance-ähnliche Zustände zu erreichen. Dabei erlangten die Schamanen prophetische Kräfte und blickten in die Welt der zukünftigen Ereignisse. Bei den rauschenden Festen des Dionysos-Kults, dem bekanntlich die schöne Kleopatra huldigte und dabei römische Feldherren becircte, spielte der Pilz eine tragende Rolle. Dabei wurden Teile des Gewächses mit Wein versetzt und getrunken. Ergebnis waren rauschende, erotische Orgien, die den Teilnehmern die Pforte zu den Gefilden der Götter öffneten. Fast weltweit nutzte man den Fliegenpilz als Aphrodisiakum, indem man Teile des getrockneten Hutes aß oder rauchte.

Inhaltsstoffe und Wirkung: Der Fliegenpilz hat keinesfalls nur Giftwirkung, wie es ihm der Volksmund nachsagt. Die wirksamen Inhaltsstoffe sind Muscarin, Muscimol und Ibotensäure. Frisch gesammelte Pilze haben keine psychoaktive Wirkung. Erst durch Wärme getrocknete Pilze bewirken Zustände, die dem Opiumrausch nicht unähnlich sind. In den USA wird seit Jahren die abgezogene Huthaut geraucht, um berauschende Zustände hervorzurufen. Durch Standort und Lage haben sich im Laufe der Zeit unterschiedliche Arten gebildet, die verschiedene Wirkungen hervorrufen. Nicht nur deshalb sollte er höchst vorsichtig dosiert werden. Überdosierungen führen zu grauenvollen Horrortrips, Übelkeit, Erbrechen und toxischen Reaktionen, die tödlich enden können.

Galgant (Alpinia officinarium)

Herkunft: Die Galgantwurzel ist in Indien, Thailand und China heimisch. Bei uns angebotene Wurzelstöcke kommen vorwiegend aus chinesischen Hauptanbaugebieten, hauptsächlich von der Insel Hainan.

Aussehen: Galgant ist eine ausdauernde Staude mit einer großen, knollenartigen Wurzel. Sie treibt meterhohe Stengel aus, an denen etwa 30 cm lange Blätter und orchideenartige, weiße Blüten wachsen.

Geschichte: Schon seit Jahrtausenden ist Galgant eines der beliebtesten Gewürz- und Heilmittel des Fernen Ostens. Auch die ayurvedische Medizin schätzt die Heilwirkung des Wurzelstocks. Besonders beliebt ist Galgant wegen seiner liebesfördernden Eigenschaften, die ihm bereits der arabische Arzt Ibn-al-Baytar zusprach. Als Galgant zwischen dem 8. und 9. Jahrhundert über arabische Händler nach Mitteleuropa kam, wurde er auch hier als Aphrodisiakum genutzt und zum unverzichtbaren Zusatz anregender Liköre. Als schmackhaftes und sehr aromatisches Gewürz hat sich Galgant in Europa jedoch nie durchsetzen können.

Inhaltsstoffe und Wirkung: Die wirksamen Inhaltsstoffe sind ätherisches Öl, scharfes Harz und Flavonoide. Galgantwurzel gilt als vorzügliches Mittel bei Blähungen, Verdauungsschwäche und Übelkeit, besonders wenn diese Beschwerden durch einen langsamen Stoffwechsel hervorgerufen werden.

Anekdoten und Rituale: Während Mattioli die Galgantwurzel im 16. Jahrhundert als ein äußerst verdauungsförderndes, den Atem aromatisierendes und körperliche Gelüste weckendes Mittel beschrieb, wurde die deutsche Volksmedizin schon konkreter. Es wurde geraten, die Wurzel entweder zu verspeisen oder auf die Genitalien zu legen. »Wer dies tue,« so die deutschen Heilkundigen, »sei zu zwölfmaligem Geschlechtsverkehr fähig.«

Galangan (Kaempferia galanga)

Herkunft: Die Heimat der auch Galangan genannten Gewürzlilie sind tropische Gebiete in Afrika und Südostasien.

Aussehen: Der Wurzelstock des Galangan ist weit verzweigt und knotig. Er bildet große, ovale Blätter aus, die als Schutzhüllen um die kleinen, kurzlebigen Blüten stehen.

Geschichte: Der Wurzelstock, dessen Form an eine Hand erinnert, ist in seiner Heimat als Gewürz- und Heilpflanze in Gebrauch. Die Wurzel ist Bestandteil vieler Kräutermischungen und aphrodisischer Rezepte. Bei malaysischen Stämmen war der Galangan-Wurzelstock ein essentieller Zusatz für Pfeilgifte. Unbestritten ist die seit Jahrzehnten gerühmte Verwendung der Wurzelstücke als halluzinogenes Rauschmittel.

Inhaltsstoffe und Wirkung: Die Hauptwirkungen des Galangan sind auf die ätherischen Öle zurückzuführen, die vor allem in der Wurzel enthalten sind. Das Öl mit dem aromatischen Duft kann stimulierend und psychedelisch wirken, der Konsument empfindet eine große geistige Klarheit. Als Bestandteil von Kräutermischungen werden sie von den Indonesiern fast täglich als Lebenselixier, Verjüngungsmittel und kräftigendes Aphrodisiakum eingenommen. Die Volksmedizin verwendet die Wurzelstücke als Heilmittel bei Halsschmerzen, rheumatischen Beschwerden und bei Verdauungsproblemen. Bei uns wird Galangan meist in Pulverform angeboten und wegen seines extremen Geschmacks vorzugsweise unter Reisgerichte gemischt.

Ginkgo (Ginkgo biloba)

Herkunft: Die Heimat des großen Urzeitgeschöpfes aus grauer Vorzeit sind heute China und Japan.

Aussehen: Der stattliche Ginkgobaum erreicht mit seinen 40 m die Höhe eines Kirchturms. Er trägt majestätisch breite, weit gefächerte Blätter. Seine pflaumenartigen Früchte sind gelb und haben einen harten Kern.

Geschichte: Dieses lebende Fossil, wie der Ginkgobaum sehr häufig bezeichnet wird, gibt es vermutlich seit 240 Millionen Jahren, und vor 100 Millionen Jahren kam er auch in Mitteleuropa vor. Durch die Eiszeiten starb er in Mitteleuropa aus. In Fernost war und ist er vielen Kulturen heilig. Man findet ihn in buddhistischen und taoistischen Tempelanlagen, und seit alters her ist er eine zentrale Heilpflanze der chinesischen Medizin.

Inhaltsstoffe und Wirkung: Die Blätter des Baumes enthalten Flavone, Flavonglykoside und Terpenlactone. Diese Inhaltsstoffe werden seit vielen Jahren bei Durchblutungsstörungen, Konzentrations- und Gedächtnisschwäche, Depressionen und Kopfschmerzen eingesetzt. Ein beliebtes Aphrodisiakum sind die Samen des Baumes. Sie werden im unreifen Zustand gegrillt und dann Speisen beigemengt.

Ginseng (Panax ginseng)

Herkunft: Der Ginseng stammt aus den Gebirgswäldern der Mandschurei. Heute wird die begehrte Pflanze in vielen ostasiatischen Ländern, in den USA und in Kanada kultiviert.

Aussehen: Die möhrenförmige, verzweigte Ginsengwurzel wächst nur langsam und ist erst nach mehreren Jahren reif zur Ernte. Sie besteht aus weißem Wurzelfleisch und ähnelt der Alraune. Aus dem Wurzelstock sprießt während der Blütezeit ein 50 cm langer Stengel mit dunkelgrünen, gefiederten Blättern und einer weißen Zwitterdolde.

Geschichte: Seit Urzeiten gilt die Ginsengwurzel als Allheilmittel der traditionellen asiatischen Heilkunde. Die harmonisierende Arznei wurde schon vor 5000 Jahren verwendet und genießt einen unglaublichen Bekannt- und Beliebtheitsgrad. Wein aus der Ginsengwurzel war vermutlich das erste kostbare Heilmittel der Chinesen.

Inhaltsstoffe und Wirkung: Die Ginsengwurzel enthält ein Wirkstoffgemisch aus Saponin-Glykosiden, die allgemein als Ginsenoside bezeichnet werden. Die Droge hat eine anregende und stimulierende Wirkung auf Körper und Geist. Es erhöht die Sauerstoffzufuhr zum Gehirn und belebt es. Moderne Laboruntersuchungen ergaben, daß er eine stimulierende Wirkung auf das Immunsystem hat. Außerdem steigert Ginseng die körperliche und seelische Belastbarkeit. Ginseng hat außerdem einen günstigen Einfluß auf Altersdiabetes und wirkt sexueller Unlust und Beschwerden in den Wechseljahren entgegen. Wird Ginseng regelmäßig eingenommen, bringt er den gesamten Körper in Höchstform.

Goldkelch (Solandra brevicalyx)

Herkunft: Die Solandragewächse haben ihre Heimat in den tropischen Zonen Süd- und Mittelamerikas sowie in Mexiko.

Aussehen: Der robuste, buschige Strauch treibt 5 m lange, meist kletternde Stengel aus. Während der Blütezeit entwickelt die Pflanze große, trichterförmige Blüten. Sie werden etwa 20 cm lang, sind von weißer oder gelblicher Farbe und verströmen einen köstlichen Duft.

Geschichte: Schon seit Jahrhunderten zählt der Goldkelch zu den bedeutensten Drogen der Mexikaner. Nach Überlieferungen von Hernandez heißt der Goldkelch bei den Indianern »Hueipatl«. Er gilt als heilige Pflanze und nimmt einen wichtigen Platz in der Mythologie und Symbolik der mexikanischen Huichol ein. Um die Männer zu erregen, parfümieren die Frauen der Lakandon-Indianer traditionell Körper und Kleidung mit dem Blütensaft des Goldkelchs. Außerdem wird aus dem »Saft der Triebe« ein berauschender Tee bereitet.

Inhaltsstoffe und Wirkung: Die Gattungen der Solandragewächse enthalten eine Vielzahl an Tropin-Alkaloiden, darunter Hyoscyamin und Scopolamin. Bei vielen amerikanischen Stämmen wird der Goldkelch als Zier-, Heil-, und Zauberpflanze angebaut. In sanften Dosierungen werden aus fast allen Teilen der Pflanze aphrodisische Getränke bereitet.

Granatapfelbaum (Punica granatum)

Herkunft: Ursprünglich stammt der Granatapfelbaum aus Südwestasien. Heute ist er über den gesamten Mittelmeerraum verbreitet und vor allem seiner Frucht wegen überaus begehrt.

Aussehen: Der zierliche Laubbaum ist stark verzweigt und wächst etwa 6 m hoch. Er hat kleine Blätter und trompetenartige, rote Blüten. In den apfelgroßen, saftigen Früchten mit harter Schale sind mehrere Kammern mit Samen.

Geschichte: Es gibt wohl kaum eine Pflanze, die seit dem Altertum so symbolträchtig ist wie der Granatapfelbaum. Er vereinigt Unsterblichkeit, Fruchtbarkeit, kreative Schöpferkraft, Verjüngung und unbegrenzte Liebeslust. Seine Schirmherren waren Dionysos und Aphrodite, die den Baum mit Göttlichkeit segneten und dem Genießer der Früchte kosmische Lust verhießen. Auch im Mittelalter und in der frühen Neuzeit galten Granatäpfel auf fast allen Kontinenten der Erde als hervorragendes Aphrodisiakum.

Inhaltsstoffe und Wirkung: Granatäpfel enthalten Kohlenhydrate, Fette, Proteine und eine Vielzahl an Mineralien und Vitaminen. Die aphrodisischen und medizinischen Qualitäten seiner Früchte sind in der heutigen Zeit weitgehend in Vergessenheit geraten. Nur noch selten werden die Fruchtsäfte oder die Kerne zu aphrodisischen Zwecken genossen. Bleibt zu hoffen, daß der feurige Liebesapfel ein Comeback erlebt – wenn die holländischen »Wasserfrüchte« ihren einst so schmackhaften Originalen gewichen sind und ein längst fälliges Exportverbot niederländischen Scheinobstes den Europäischen Rat mit den Stimmen aller Öko-Freaks passieren wird.

Guajakholz (Guayacum sanctum)

Herkunft: Den Guajakbaum findet man in Mittelamerika, der Dominikanischen Republik, auf Kuba, Jamaika und den Antillen.

Aussehen: Der immergrüne Baum besteht aus besonders schwerem und hartem Holz. Er erreicht eine Höhe von 10 m, trägt glänzend grüne, mehrfach gefiederte Blätter und leuchtend blaue Blüten.

Geschichte: Die indianischen Völker kannten die extreme Härte des wertvollen Holzes und bauten daraus besonders stabile Jagd-Utensilien. Aber es wurde auch zu Heilzwecken und als Potenzmittel genutzt.

Inhaltsstoffe und Wirkung: Noch immer gilt das Holz bei den

Indianern als kräftigendes Aphrodisiakum. Doch auch als Heilmittel bei inneren Parasiten und zur Behandlung von Syphilis werden winzige Holzspäne, die aromatisches Harz, ätherisches Öl und Gummi enthalten, oral eingenommen. Die moderne Medizin verwendet Inhaltsstoffe der Guajakhölzer in harntreibenden Mitteln. In der Homöopathie wird es u. a. zur Behandlung syphilitischer sowie akuter rheumatischer Zustände eingesetzt.

Guarana (Paullinia cupana)

Herkunft: Das Verbreitungsgebiet der Guarana-Liane liegt in den tropischen und feuchten Regenwäldern des Amazonas. Heute werden die Früchte der Jugend kommerziell in großen Plantagen angebaut.

Aussehen: Der stark verholzte Lianenstrauch klettert mit Hilfe gespreizter Äste entlang an Stützbäumen. Die robuste Pflanze trägt an ihrem aufrechten Stamm einige wenige lange, gefiederte Blätter. Aus den Achseln dieser Blätter sprießen in Rispen gelb-weiße Blüten. Aus ihnen entwickeln sich die kastanienartigen Früchte, die zwei bis drei weiß-schwarze Samen enthalten, die beinahe an Augen erinnern.

Geschichte: Guarana kannten die Indianerstämme des Amazonasgebietes bereits vor Jahrtausenden. Die stark aufputschenden Getränke aus gemahlenen Guarana-Früchten besitzen dort eine lange Tradition, und vor einigen Jahren begann auch in Europa ihr unaufhaltsamer Siegeszug. Die Amazonas-Indianer rösteten den gesammelten Samen, mahlten ihn zu Mehl und stellten daraus das lange haltbare Guarana-Brot her. Für ein Erfrischungsgetränk wurde etwas von dem stangenförmigen Brot abgeschabt und mit heißem Wasser übergossen. Darüber hinaus besitzen die Erfrischungsgetränke eine deutlich aphrodisische Wirkung. Nach Europa brachte Alexander von Humboldt das Seifenbaumgewächs Guarana Mitte des 18. Jahrhunderts.

Inhaltsstoffe und Wirkung: Bereits 1840 entdeckten Chemiker den hohen Koffeingehalt der Dschungel-Liane. Besonders die Samen weisen eine hohe Koffeinkonzentration auf. Daneben fand man fettes Öl, Harze, Gerbstoffe, Stärke, Mineralstoffe, einige Eiweiße und Zucker. Die Koffeinmischung der Guarana-Droge ist stark stimulierend, hält überaus lange an und dämpft zudem Hunger- und Durstgefühle. Noch immer wird Guarana als Aphrodisiakum hoch gepriesen und vorrangig in den Amazonasgebieten zu diesem Zweck eingenommen. Die Alternativmedizin gebraucht die Droge als sanftes Antidepressivum und wirksames Migränemittel. In der westlichen Welt wurde Guarana neben Taurin in den letzten Jahren zur legalen Technodroge, mit der sich wie im Flug die Nächte durchtanzen lassen.

Hanf (Cannabis sativa)

Herkunft: Der Hanf stammt ursprünglich aus West- und Zentralasien. Doch seit Jahrtausenden wird er weltweit angebaut und fehlt nur in Polarregionen und den tropischen Regenwäldern.

Aussehen: Der Hanf ist eine zweigeschlechtliche Pflanze, die bis zu 5 m hoch wird. Seine länglichen Blätter sind leicht gezackt, und die Oberseite ist mit feinen Härchen bedeckt. Generell unterscheidet man zwischen männlichen und weiblichen Pflanzen. Die schmächtigen männlichen Sträucher tragen Staubblätter und verenden rasch nach dem Abgeben des Blütenstaubes. Die weiblichen sind wesentlich robuster und überleben die männliche Art um Monate. Aus den grünen oder bräunlichen Blüten entwickeln sich kleine, ovale Samenkörner.

Geschichte: Der Hanf ist eine der bedeutendsten und ältesten Kulturpflanzen der Menschheit. Schon seit Jahrtausenden dient er vielen Völkern als Faser- und Nahrungslieferant und natürlich auch als Ausgangsprodukt zur Haschisch- und Marihuanaherstellung. Altindische Sagen behaupten, die

Götter haben die Menschheit mit der Hanfpflanze beschenkt, um Verzückung, Tapferkeit und starkes sexuelles Verlangen hervorzurufen. Besonders verehrt wurde der Hanf wegen seiner mannigfaltigen Anwendungsmöglichkeiten. Mit ihm hatte man zugleich ein Heilmittel, ein berauschendes Genußmittel, ein Aphrodisiakum und ein Sakrament, mit dem man sich in religiöse Ekstase versetzen konnte. Das erklärt, warum in bereits 4000 Jahre alten Schriften indischer, griechischer und chinesischer Gelehrter der Hanf eine heilige und vielgelobte Pflanze ist.

Inhaltsstoffe und Wirkung: Die wirksamen Inhaltsstoffe sind die Cannabinoide, deren Hauptträger das Tetrahydrocannabinol ist. Die höchste Konzentration dieses Stoffes findet sich im Harz, das die weiblichen Blüten in heißen Regionen absondern. Die Wirkstoffkonzentration in den Blättern der männlichen Pflanze ist unwesentlich. In der Medizin eignet sich der Hanf als krampflösendes, schlafförderndes und schmerzlinderndes Mittel. Cannabis wirkt außerdem berauschend, euphorisierend und versetzt den Benutzer in tranceartige Zustände. Die Sinne werden klarer, offener, und die Außenwelt wird wesentlich intensiver erlebt. Im Rausch der Gefühle werden erotische Aktivitäten geweckt, die von Phantasie, Einfühlungsvermögen und hoher körperlicher Empfindsamkeit geprägt sind. Heilige Inder rauchen Hanf allerdings aus dem entgegengesetzten Grund. Sie glauben, durch den Rausch ihre sexuellen Bedürfnisse besiegen und ein enthaltsames Leben führen zu können.

Hirschbrunst (Elaphomyces cervinus)
Herkunft: Heimat dieser Pilzart ist Mitteleuropa.
Aussehen: Der Hirschbrunst ist ein bräunlicher, unterirdisch wachsender Pilz, der in sich ein grau-violettes Pulver trägt.
Geschichte: Die auch als Hirschtrüffel bekannten Pilze gelten schon von alters her als Zaubermittel und Aphrodisiakum. Nachdem man beobachtete, daß brünstige Hirsche

ständig auf der Suche nach diesem Wundermittel waren und sich nach dem Verzehr einer enormen Potenz erfreuten, begannen auch die Menschen, ihr Liebesleben mit diesem Pilz berauschender zu gestalten. Alten Überlieferungen zufolge war der Erfolg allerdings nur mäßig. Das Interesse an dem Mittel ging hierzulande bald wieder verloren. Fazit: Was einem Hirsch gefällt, muß dem Herrn noch lange nicht munden.

Inhaltsstoffe und Wirkung: Die wirksamen Inhaltsstoffe der Hirschbrunst sind Mannit, Farbstoffe, Salze und Gummi. Anders als beim Menschen mag der Versuch bei Tieren schon von Erfolg gekrönt sein. Bauern, die männlichem Vieh eine Dosis von etwa 50 g unters Futter gaben, konnten durchaus positive Erfolge melden.

Holzrose (Argyreia nervosa)

Herkunft: Die Heimat der Holzrose ist Hawaii. Man begegnet ihr aber auch in den tropischen Gebieten Südost- und Südasiens.

Aussehen: Die windenartig heranwachsende Rankpflanze trägt tiefgrüne, herzförmige Blätter und große, weiß-violette Trichterblüten. Die ausgebildeten Samen der Holzrose sind 4–6 mm groß.

Geschichte: Besonders auf Hawaii gelten die Samen der Pflanze seit Jahrhunderten als sehr wirkungsvolles und beliebtes Aphrodisiakum. Die frischen Zaubersamen, wie sie von alten Hawaiianern genannt werden, entfalten roh verspeist ihre berauschende und erotisierende Wirkung.

Inhaltsstoffe und Wirkung: Die psychedelisch wirkenden Samen der Holzrose enthalten Indol-Alkaloide, darunter Lysergsäureamid (LSD-ähnlich) und Ergolin. Auf diese Hauptwirkstoffe der Pflanze sind wohl die berauschenden und liebesanregenden Wirkungen zurückzuführen. Mittlerweile erfreuen sie sich auch in Kalifornien großer Beliebtheit. Als Hauptbestandteil der *utopian bliss balls* haben die

Samen als berühmt-berüchtigtes Aphrodisiakum auch in der westlichen Welt Karriere gemacht.

Iboga (Tabernanthe iboga)

Herkunft: Die schattenliebende Unterholzpflanze findet man wildwachsend in den westafrikanischen Regenwäldern. Sie gedeiht bis in Höhen von 1500 m und ist häufig an Fluß- ufern und in Sumpfgebieten zu finden.

Aussehen: Die stark verzweigte Wurzel des Strauches trägt eine bräunliche Rinde, die das gelbliche Wurzelholz ein- schließt. Die immergrünen Zweige sind mit lanzettartigen Blättern besetzt. Die gelben Blütendolden erscheinen oft gleichzeitig mit kleinen, orange-gelben, herunterhängenden Früchten. Alle Pflanzenteile enthalten einen übelriechenden Milchsaft.

Geschichte: Die Wurzelstücke des Ibogastrauches spielen seit vielen Jahrhunderten eine tragende Rolle in den west- afrikanischen Kulturen. Die Zauberwurzel diente zur Bewußtseinserweiterung und als Fetisch der personifizier- ten Gottheit. Sie war Mittelpunkt verschiedener Geheimri- tuale und galt als Sakrament und Symbol der Kraft. Alle Weisheit der Vorfahren, so glaubten viele Völker, sei in den Wurzeln versammelt. Ihre Einnahme versprach somit eine Reise durch die Vergangenheit. Erst später, um das Jahr 1864, wurde erstmals von aphrodisischen Wirkungen berichtet.

Inhaltsstoffe und Wirkung: In der Wurzelrinde der Pflanze wurde eine Vielzahl an Indol-Alkaloiden gefunden. Als Hauptwirkstoff vermuten Chemiker Ibogai. Es wirkt gehirn- stimulierend und gilt als eines der stärksten Aphrodisiaka der afrikanischen Welt. Die Volksmedizin verwendet die Wurzelrinde als Stimulanz und Tonikum bei Nervenschwä- che, Fieber und Bluthochdruck.

Ingwer (Zingiber officinarium)

Herkunft: Das ursprünglich aus China und den tropischen Gebieten Asiens stammende Gewächs wird heute in erster Linie in Indonesien, Indien, Japan und Nigeria angebaut.

Aussehen: Jahr für Jahr sprießen aus dem knolligen, intensiv riechenden Wurzelstock etwa 1,50 m hohe Triebe mit eleganten schlanken, grünen Blättern. Die gelben, herrlich duftenden Blüten sitzen an dichten Ähren, die auf einem kurzen Stengel austreiben.

Geschichte: Schon lange nutzt man im Fernen Osten die heilenden und aphrodisischen Wirkungen der Ingwerwurzel. Besonders China und Indien verwenden seit frühester Zeit getrocknete und eingemachte Wurzelknollen. Die ayurvedische Medizin nutzte den Ingwer zur Stärkung des göttlichen und kreativen Feuers. Der Islam ernannte das Gewächs zur heiligen Pflanze und erwähnt es im Koran als verdauungsförderndes Gewächs, das zudem die Geschlechtsaktivität steigert. Europa pries die Ingwerwurzel im Mittelalter als vorbeugendes Mittel gegen Pest und Skorbut.

Inhaltsstoffe und Wirkung: Der Wurzelstock der Ingwerpflanze ist reich an ätherischem Öl, Stärke, Pflanzenschleim und Harz. Diese Stoffe wirken stimulierend. Die Verdauung, der Kreislauf und die Durchblutung werden in Schwung gebracht, Krämpfe, Blähungen und Koliken gelindert. Außerdem kann er das »innere Feuer« entfachen und so für erotische Stunden sorgen.

Jangida (Withania somniferum)

Herkunft: Die ursprüngliche Heimat der Jangida ist Nordafrika. Heute ist sie auch in Indien, Pakistan und im Irak zu finden.

Aussehen: Das buschige Kraut kann bis zu 1 m hoch werden, trägt ovale Blätter und glockenförmige Blüten. Die sich daraus entwickelnden roten Beerenfrüchte sitzen in einem ballonähnlichen, orangenen Kelch.

Geschichte: Vermutlich war Jangida bereits in Mesopotamien als Medizin und Narkotikum bekannt. Auch alte arabische Geschichten sprechen von vielen Erfahrungen mit der Zauberwurzel. Sie wurde als Rauschmittel und Aphrodisiakum eingesetzt. Besondere Bewunderung brachte ihr die ayurvedischen Medizin entgegen. Dort verwenden Eingeweihte sie bis heute als vortrefflich, aphrodisisch wirkendes Elixier. In hinduistischen und tantrischen Ritualen bildet die Zauberwurzel den Mittelpunkt zur Erlangung von Trance und Liebesräuschen.

Inhaltsstoffe und Wirkung: In der Jangidawurzel kommen steroidale Substanzen, sogenannte Withanolide vor, die stimulierende und antibiotische Wirkungen aufweisen. In der ayurvedischen Medizin wird sie als Verjüngungsmittel und nervenberuhigendes Tonikum eingesetzt. Jangida gilt als eines der besten Heilmittel, da es eine reinigende und klärende Wirkung auf Körper, Geist und Seele hat.

Justizia (Justicia pectoralis)

Herkunft: Die Pflanze wächst in den Feuchtgebieten tropischer Regenwälder Mittelamerikas und der karibischen Inseln.

Aussehen: Das verzweigte Kraut wird knapp 80 cm hoch. Es hat lanzettförmige, hellgrüne Blätter und weiße oder violette Blüten, aus denen kleine, rotbraune Samen entstehen.

Geschichte: Bekannt wurde der Gebrauch der Justizia durch venezolanische Indianerstämme um 1953. Sie trockneten die Blätter in der Sonne, pulverisierten sie und schnupften sie als Aphrodisiakum und Rauschmittel.

Inhaltsstoffe und Wirkung: Da bis heute keine eindeutigen chemischen Untersuchungen existieren, läßt sich lediglich vermuten, daß sein ätherisches Öl und eventuell Cumarine und Tryptamine die wirksamen Bestandteile sind. Meist mischt der Schamane das Pulver mit anderen Zutaten, wie z. B. Marihuana oder psychoaktiven Pilzen. Als Aphrodisiakum wird das frische Kraut in Wein gelegt und als Trank gereicht.

Kaffeestrauch (Coffea arabica)

Herkunft: Vermutlich stammt der Kaffeestrauch aus Äthiopien. Heute gedeiht Kaffee an schattigen Plätzchen in vielen tropischen Zonen.

Aussehen: Der dichtbelaubte Strauch erreicht eine Höhe von 3 m und besitzt glänzende, lorbeerähnliche Blätter. Die weißen Blüten wachsen in dichten Blütenständen und verströmen einen köstlichen Geruch. Die Früchte des Strauches sind rote, ovale Beeren, die in Dolden zusammenstehen.

Geschichte: Kaffee gilt weltweit als das bedeutendste psychoaktive Getränk. Er ist die am meisten konsumierte Droge überhaupt. Früher nutzte man die Früchte des Strauches als Stimulanzmittel, indem die Beeren wie Betel einfach gekaut wurden. Zwischen dem 13. und 15. Jahrhundert verbreitete sich der Brauch des Kaffeetrinkens über Südarabien in der gesamten arabischen Welt. Am Anfang des 17. Jahrhunderts wurde Kaffee auch in Europa bekannt und als Allheilmittel und Aphrodisiakum gepriesen.

Inhaltsstoffe und Wirkung: Das in den Bohnen befindliche Koffein wird erst frei, wenn die Früchte geröstet werden. Es ist nämlich an eine Fruchtsäure gebunden. Auf diesen Inhaltsstoff sind die stimulierenden Eigenschaften zurückzuführen. Koffein beschleunigt den Herzschlag, fördert die Schweißbildung und verbessert die Urinausscheidung. In hoher Dosierung und bei Empfindlichkeit führt Koffein zu Unruhe und Schlafstörungen. Der aphrodisierende Aspekt des Erfrischungsgetränkes ist in seiner allgemein stimulierenden Wirkung begründet. Um dies noch zu verstärken, wird Kaffee mit Kardamom versetzt.

Kakaobaum (Theobroma cacao)

Herkunft: Wildwachsend findet man den Kakaobaum nur in Mexiko. Als Kulturpflanze wird er in allen tropischen Gebieten Amerikas angebaut.

Aussehen: Der immergrüne Baum wird 60 Jahren alt und besitzt mehrere starke Hauptäste. Die herrlich duftenden, kurzgestielten Blüten und die 20 cm langen Früchte treiben direkt aus den Hauptstämmen. Die Fruchtschoten, die am Stamm herunterhängen, sind erst grün und werden bei der Reife rot.

Geschichte: Die Geschichte des Kakaos ist mehr als 4000 Jahre alt. Schon sehr früh war er ein Ritualmittel und wurde als heilige Gabe Göttern geopfert. Besonders die Azteken wußten die Früchte des Baumes zu schätzen, war der Kakaobaum doch Heilmittel, Nahrung und Aphrodisiakum in einem. Nach Europa kamen die Kakaobohnen erst um das Jahr 1600. Sie wurden auch hier in erster Linie in Liebestränken verarbeitet. Heute ist Kakao eines der weltweit beliebtesten Nahrungs- und Genußmittel und wird auf viele verschiedene Weisen verarbeitet und konsumiert.

Inhaltsstoffe und Wirkung: Als anregende Stoffe fand die Chemie in den Bohnen des Kakaobaums Theobromin und Koffein. Für die aphrodisierende Wirkung ist das Phenylethylamin zuständig. Das Schokoladengetränk gilt als stimmungserhellend und wird oft als wohltuende »Nervennahrung« bezeichnet. Die im Handel erhältliche Form kann jedoch nicht als Aphrodisiakum bezeichnet werden. Diese Wirkung ist nur zu erwarten, wenn das Getränk nach alter indianischer Tradition zubereitet wird, indem weitere erotisch stimulierende Mittel, wie z. B. Vanille, Piment, Kürbissamen oder Matico, zugefügt werden.

Kalmus (Acorus calamus)

Herkunft: Der Kalmus stammt vermutlich aus Südasien. In Europa findet man ihn in Sümpfen, an seichten Seen und langsam fließenden Flüssen bis in 1000 m Höhe.

Aussehen: Das wohl auffallendste Merkmal des Kalmus ist sein kräftiger, stark verzweigter Wurzelstock. Er hat eine grünlichbraune Färbung und einen angenehm duftenden Geruch, der an Mandarine erinnert. Seiner Unterseite entspringen einige verzweigte Wurzeln, die die Pflanze im Uferschlamm verankern. An seiner Oberseite entwickeln sich ausdauernde, schwertförmige Blätter, die bis zu 1,50 m hoch werden. Zwischen Mai und August erscheinen Hunderte von grünlichen Blüten an langen Kolben.

Geschichte: Seit dem Altertum wird die Kalmuswurzel in Teeaufgüssen, Räucherungen und warmen Bädern als heilende und aphrodisische Droge eingesetzt. Den Weg nach Europa fand sie über den Balkan, wo sie um das 13. Jahrhundert von Tataren eingeführt wurde. Sie benötigten die Kalmuswurzel zur Desinfektion des Trinkwassers. Die Indianer Nordamerikas kauten oder schnupften die Wurzel, um sich ihre Jugend zu erhalten, die Gesundheit zu stärken und das Sexualleben aufregend zu gestalten.

Inhaltsstoffe und Wirkung: Kalmus enthält in seinem Wurzelstock ein aromatisches ätherisches Öl, Gerbstoffe, Bitterstoffe und Pflanzenschleim. Diese Substanzen eignen sich zur Behandlung von Appetitlosigkeit und Verdauungsproblemen, sofern die Symptome psychisch bedingt sind. Durch die blähungstreibende Wirkung des ätherischen Öls und den anregenden Effekt der Bitterstoffe ist Kalmus generell ein ausgezeichnetes Stärkungsmittel für den gesamten Magen-Darm-Bereich. Als Zusatz im Kräuterbad fördert das Kraut die Durchblutung, erfrischt den Körper und steigert die erotische Stimmung und die sexuelle Lust.

Kardamom (Elettaria cardamomum)

Herkunft: Die Staude wächst wild in den Regenwäldern Südindiens und Sri Lankas. Zu den Hauptanbauländern zählen Guatemala, Tansania und Vietnam.

Aussehen: Der große, mehrjährige Busch wird bis zu 3 m

hoch und erinnert an ein Schilfgewächs. Während der Wachstumszeit entspringen dem Wurzelstock kräftige Stengel mit länglichen, saftig-grünen Blättern. Die traubenförmig angeordneten weißen Blüten erscheinen zwischen Juli und August. Die Früchte des Kardamoms befinden sich in einer dreifächrigen Samenkapsel. Sie sind sehr klein und verströmen einen außerordentlich aromatischen Duft. Gesammelt werden sie zwischen Oktober und Dezember und werden zum Trocknen in der Sonne ausgebreitet.

Geschichte: Kardamom zählt zu den ältesten und meistgeschätzten Gewürzen. Lange vor der Zeitenwende schätzten die Inder die Samen und erklärten den Kardamom zur Königin der Gewürze. Noch heute gelten Kardamomsamen in vielen asiatischen Heilsystemen als wundervolles Aphrodisiakum. Arabische Ärzte betrachteten Kardamom als wertvolle Medizin und nutzten den Samen als stimulierende Beigabe in Tee oder Kaffee. Als er über verschiedene Karawanen-Routen Europa erreichte, diente er Griechen und Römern zur Herstellung wohlriechender Düfte und Parfüme. Aber auch seine verdauungsfördernden Effekte wurden von den alten Kulturen hoch geschätzt.

Inhaltsstoffe und Wirkung: Kardamon hat in der Tat zahlreiche positive Auswirkungen auf den menschlichen Körper. Die kleinen Samen enthalten ätherisches Öl, fettes Öl, Harz und Stärke. Vor allem das ätherische Öl mit seiner anregenden und belebenden Wirkung bringt sämtliche Körper-Kreisläufe in Schwung. Es fördert die Verdauung, stärkt das Herz, wirkt kreislauf- und appetitanregend, beruhigt den Magen und erfrischt den Atem. Außerdem wirkt das Gewürz harmonisierend auf den Stoffwechsel und den Hormonhaushalt.

Karotte (Daucus carota)

Herkunft: Ihren Ursprung hat die Karotte in Mittelasien, wo sie seit einigen Jahrtausenden angebaut wird. Seit etwa

2000 Jahren kennt man sie auch in Europa, und von hier aus hat sie sich bis nach Nordafrika, Asien und China verbreitet.

Aussehen: Die Karottenpflanze ist zweijährig und bildet im ersten Jahr eine Rosette mehrfach gefiederter Blätter. Sie hat eine große orangefarbene oder gelbe Wurzel, die kurz, gedrungen, rund, schlank oder zylinderförmig sein kann. Die Wurzel enthält ein zartes Mark, das als Herz der Frucht bezeichnet wird. Auf den stark verzweigten Stengeln des Krauts bilden sich verwachsene Dolden cremefarbener Blüten.

Geschichte: Die Karotte zählt zu den ältesten Nutzpflanzen des Abendlandes. Besonders Griechen und Römer bauten die schmackhaften Wurzeln an und priesen sie als Heilpflanze und Aphrodisiakum. Laut Dioskurides verführt sie zum Beischlaf und kräftigt, in Salbungen angewandt, die Erektion des Mannes. Nach dem lateinischen Namen für Wurzel, *carota,* wurde auch das 1831 in der Pflanze entdeckte Karotin benannt.

Inhaltsstoffe und Wirkung: In der Heilkunde kommt vorrangig die frische Wurzel zum Einsatz. Der menschliche Körper wandelt das Karotin in Vitamin A um. Weiterhin enthält die Karotte die Vitamine B_1, B_2, PP, B_5, B_6, D und E. Daneben finden sich Spurenelemente und Eiweiße. Diese vielen Inhaltsstoffe machen die Karotte zu einem wertvollen Gemüse und wichtigen Nahrungsmittel für jung und alt. Besonders gesund ist sie in Form von Saft oder Rohkost, als Frühjahrskur für müde Glieder, bei Blutarmut oder Vitaminmangel. Vielerorts gilt die Karotte nach wie vor als Aphrodisiakum, wohl auch auf Grund ihrer Form. Frisch verspeist, soll sie die Triebe wecken und als Stärkemittel Männer in Schwung bringen.

Kawa Kawa (Piper methysticum)

Herkunft: Als die Heimat des Kawa-Kawa-Strauchs gelten die polynesischen Inselgruppen und Neuguinea.

Aussehen: Der Rauschpfeffer ist ein leicht verzweigter Strauch, der bis zu 3 m hoch wird. Er hat herzförmige, netzartig geaderte Blätter von hellgrüner Färbung. Trotz der reichlichen Blütenbildung kann sich der Strauch nur vegetativ vermehren oder muß künstlich angebaut werden. Er bildet einen mehreren Kilo schweren Wurzelstock.

Geschichte: Der Ritualtrunk aus dem Wurzelextrakt des Kawa-Kawa-Strauches ist seit Jahrhunderten auf den Fidschi-Inseln, auf Tonga und den Samoa-Inseln in Gebrauch. Dafür werden die geschälten Wurzelstücke im Mund zerkleinert, eingespeichelt und in eine Schale mit Wasser gespuckt. Nach einiger Zeit wird der Sud abgeseiht und getrunken. Ergebnis dieses Brauches sind euphorische, entspannende, gedankenanregende und erotische Gefühle. Durch den Einzug der westlichen Welt in diese unberührten Landstriche wurde diese Tradition auf Grund der enorm hohen Alkoholeinfuhr weitgehend zerstört.

Inhaltsstoffe und Wirkung: Kawa Kawa enthält bis zu 10 % Harz, das aus einem komplexen Wirkstoffgemisch verschiedener Lactone (Zucker) besteht, die sogenannte Kavapyrone enthalten. Werden die behandelten Wurzelteile in Wasser aufgeweicht, erhält man ein erfrischendes und berauschendes Getränk. Durch Fermentation werden die Inhaltsstoffe verändert, so daß eine psychotrope und aphrodisische Wirkung einsetzt. Weder die Leistungsfähigkeit noch das Denkvermögen werden dadurch beeinträchtigt. In der Naturheilkunde werden Kawa-Produkte bei nervöser Unruhe und bei Angstzuständen verordnet. Sie sind eine gute Alternative, Streßsymptome ohne synthetische Mittel abzubauen und innere Harmonie zu finden.

Knabenkraut (Orchis morio)

Herkunft: Das kleine Knabenkraut hat seine Heimat in Mittel- und Südeuropa und wächst bis in Höhenlagen von 2000 m.

Aussehen: Das Orchideengewächs erreicht eine Höhe von 20 cm. Es hat eine aus zwei Knollen bestehende Wurzel. Der saftige, dicke Stengel, der manchmal rot überlaufen erscheint, trägt einen vollen, ährigen Blütenstand. Die langen, schmalen Laubblätter sind meist purpurn gefleckt. Zwischen April und Juni erscheinen lilafarbene Blüten mit lanzettähnlichen, rotüberlaufenen Tragblättern. Die ganze Pflanze verströmt einen angenehmen Duft.

Geschichte: Ihren beiden unterirdischen Wurzelorganen, die gern mit männlichen Hoden verglichen werden, verdankt die Pflanze den Namen Orchis (Hoden). Zeitweise bezeichnete man die Wurzelorgane auch als Knaben. Davon leitet sich die deutsche Bezeichnung Knabenkraut ab. Schon im Altertum standen die Wurzelknollen im Ruf eines hochwirksamen Aphrodisiakums, das nur im Rahmen magischer Rituale geerntet werden durfte. Die frische Ernte verabreichte man, vermischt mit einer Vielzahl anderer aphrodisischer Mittel, in Speisen und Getränken. Ayurvedische Gelehrte behaupten, daß die Knollen beim Mann zu einer Samenvermehrung führen. In Griechenland stand das Mittel im Ruf eines magischen Liebeselixiers mit dem vielsagenden Namen »Satyrion«.

Inhaltsstoffe und Wirkung: Die Knollen der Pflanze enthalten Schleimstoffe, Eiweiße, Fette, Cumarin, Mineralsalz und Stärke. Die Medizin nutzt die Pflanze bei starkem Durchfall. Besonders für das männliche Geschlecht erweisen sich die Knollen als kräftigendes Aphrodisiakum.

Knoblauch (Allium sativum)

Herkunft: Als Heimat des Knoblauchs gelten die Steppengebiete des Irans und Afghanistans, wo man ihn bis heute wildwachsend antrifft. Von da aus gelangte er nach China und wird dort seit Jahrtausenden als Kulturpflanze angebaut. Bei uns findet man ihn in Gemüse- und Kräutergärten und verschiedentlich auch in landwirtschaftlicher Kultur.

Aussehen: Die relativ kleine Hauptzwiebel treibt den Blütenschaft aus und ist von etwa 5–10 Tochterzwiebeln, auch Zehen genannt, umrahmt. Sie wachsen auf einem gemeinsamen Zwiebelboden und sind in weiße Häutchen eingeschlossen. Zusammen bilden sie die rundliche Knoblauchknolle. Der etwa einen Meter hohe Blütenschaft ist bis zur Mitte beblättert und trägt mäßig blühende Scheindolden. Da die kultivierten Formen die Fähigkeit zur Samenbildung verloren haben, kann sich unser Knoblauch nur vegetativ vermehren.

Geschichte: Schon um das 3. Jahrtausend v. Chr. war Knoblauch ein beliebtes Gewürz, Zaubermittel und Aphrodisiakum. Die vielgelobte Knolle verbreitete sich über Rom, Athen, Ägypten bis zum asiatischen Kulturkreis. Für die arme Bevölkerung des Altertums war Knoblauch ein Hauptnahrungsmittel. Die griechischen und römischen Soldaten versprachen sich von der heiligen Pflanze Kraft für den Kampf. Rom weihte den Knoblauch der Fruchtbarkeitsgöttin Ceres, und die Liebesdienerinnen bereiteten aus dem Saft einen Liebestrank. Zugleich wurde dem Knoblauch nachgesagt, Impotenz zu heilen, »sofern diese durch Hexerei hervorgerufen war« (will heißen, sofern sie psychischen Ursprungs war).

Inhaltsstoffe und Wirkung: Die Droge der Pflanze enthält ein ätherisches Öl mit dem typischen Knoblauchgeruch und verschiedene Vitamine. Beim Zerreiben der Zwiebel bilden sich antibiotisch wirksame und zellaktivierende Enzyme. Wegen seiner appetitanregenden, verdauungsfördernden und blähungstreibenden Wirkung wird er bei infektiösen Darmkrankheiten und als Mittel gegen Madenwürmer verordnet. Seine aphrodisische Wirkung entfaltet sich, wenn er roh oder gegart unter die verschiedensten Gerichte gemischt wird – die dann in romantischer Stimmung verspeist werden.

Kokastrauch (Erythroxylum coca)

Herkunft: Der Kokastrauch hat seine Heimat in Südamerika. Bereits vor 3000 Jahren wurde er in pazifischen Küstengebieten und in den Anden kultiviert. Heute wird er großflächig auf Plantagen angebaut.

Aussehen: Aus der Gattung dieser Gewächse sind in den letzten Jahren verschiedene Arten gezüchtet worden, die kaum voneinander zu unterscheiden sind. Im feuchten und stetig warmen Klima Südamerikas wird der Strauch bis zu 3 m hoch. Er trägt viele ovale, saftig-grüne Blätter. An allen Stengeln entwickeln sich während der Blütezeit zierliche, weiße Blüten, aus denen sich die kugeligen, orangenen Früchte entwickeln.

Geschichte: Egal zu welcher Zeit und an welchem Ort die Kokapflanze gebraucht wurde, stets wurde sie als göttliche Pflanze verehrt und in religiösen Zusammenhängen genutzt. Vielen Völkern und Stämmen galt sie als kosmische Verbindung zum göttlichen Reich. Lange vor der Inkakultur war sie den Mitgliedern südamerikanischer Hochkulturen eine unabkömmliche Ritualpflanze und diente auch als Aphrodisiakum. Der Körper wird durch Koka überaus lustempfänglich. Auch später, im Reich der Inkas, wurden Kokablätter nach streng religiösen Regeln gekaut oder geraucht. Die Sage spricht von der wunderschönen und weisen Mama Coca, die den Menschen Kraft und Ausdauer schenkt. Im Laufe der Jahrhunderte verbreitete sich die heilige Pflanze über den Erdball und wurde allerorts mit offenen Armen empfangen und mit entsprechendem Enthusiasmus genutzt. Viele Naturforscher und Psychologen, wie z. B. der berühmte Dr. Sigmund Freud, verherrlichten die Pflanze als Allheilmittel und bescheinigten ihr bei wohldosierter Einnahme eine positive Wirkung ohne jegliche Nebenwirkung. Wie bei allen Drogen und Heilpflanzen ist die Wirkung nicht nur individuell verschieden, sondern auch davon abhängig, ob die Droge kulturell integriert ist oder nicht. Die Indios sind seit Jahrhunderten an das Kauen von Koka gewöhnt, was man von Europäern und Nordamerikanern nicht behaupten kann. Das gilt besonders für das aus der Kokapflanze extrahierte Kokain, ein kristallines Pulver, dessen euphorisierende Wirkung weitaus stärker ist und das ein erhebliches Suchtpotential aufweist.

Inhaltsstoffe und Wirkung: Die frischen Blätter des Kokastrauches enthalten etwa 2 % Alkaloide. Das bedeutendste unter ihnen ist das bekannte Kokain. Außerdem sind ätherische Öle, Wachs, Gerbstoffe und Minerale enthalten. Der Droge werden erregende, euphorisierende und stimulierende Eigenschaften zugesprochen. Gekaute Kokablätter nehmen außerdem das Hungergefühl und stärken die körperlichen Kräfte. Als Aphrodisiakum wirkt es berauschend und hemmungsabbauend. In der Naturmedizin wird Koka bei Magengeschwüren, Zeugungsunfähigkeit und Operationen eingesetzt.

Kokospalme (Cocos nucifera)

Herkunft: Die Kokospalme stammt ursprünglich aus Asien und Melanesien. Heute wächst sie an allen tropischen Stränden der Welt.

Aussehen: Das anspruchslose Palmengewächs schlägt sogar im losen Sand der Strände tiefe Wurzeln und erreicht eine beachtliche Höhe von 30 m. Die Baumkrone besteht aus mächtigen, bis 6 m langen Fiederblättern. Zwischen den Blattstielen hängen in dichten Trauben einsamige Kokosnüsse.

Geschichte: Schon vor 4000 Jahren wurde die Kokospalme als Kulturpflanze genutzt. Bereits im 6. Jahrhundert kannte man sie auch in Europa und ernannte sie zum offiziellen

Heilmittel. Für viele Völker war die Palmenart über Jahrhunderte der nützlichste Baum überhaupt, da alle Pflanzenteile verwertet werden konnten. Neben den zahlreichen Rohmaterialien liefert er den erotisierenden und berauschenden Palmwein, der als Aphrodisiakum immer noch sehr beliebt ist.

Inhaltsstoffe und Wirkung: In der gesamten Kokospalme sind ätherische Öle, Wachse und andere Öle enthalten. Aus den Wurzelstücken, der Rinde und den Blütenknospen des Baumes lassen sich viele verschiedene Arzneien, je nach entsprechender Landestradition, gewinnen. Das weiße Fleisch der frischen Frucht ist ebenso wie der Palmwein ein weit verbreitetes und geschätztes Aphrodisiakum. Beide Mittel wirken äußerst positiv auf den Sexualtrieb und stärken das männliche Glied. Um die erotische Lust noch zu steigern, werden sie zusätzlich mit anderen Aphrodisiaka wie Stechapfel oder Honig gemischt.

Kolanuß (Cola nitida)
Herkunft: Die Heimat dieser Gattung ist das tropische Westafrika. Durch kontinuierlich betriebenen Anbau findet man den Baum heutzutage in allen tropischen Zonen.

Aussehen: Der 20 m hohe Kolanußbaum besitzt hellgrüne, glänzende Blätter, die wechselständig angeordnet sind. Die gelben bis purpurfarbenen Blütendolden sitzen direkt am Stamm. Die Früchte sind 3 kg schwer und beherbergen, eingehüllt in einer schleimigen Schicht, Samen, die als Kolanüsse bezeichnet werden.

Geschichte: In der afrikanischen Geschichte waren die Früchte des Kolabaumes lange Zeit nur Göttern vorbehalten und durften von Menschen nicht verzehrt werden. Erst viel später erlaubte man sich, Kolanüsse zu ernten und als Zaubermittel und Aphrodisiakum zu verwenden. Kolanüsse waren Symbol der Ehrerbietung und wurden bei sozialen Zusammenkünften und Vertragsbesiegelungen ausgetauscht bzw. verteilt. Außerdem ließ man die Nüsse einer begehrten Person als Liebespfand zuspielen. In Europa wurde sie erst gegen Ende des 16. Jahrhunderts bekannt, und schon um 1865 konnten Chemiker in den Samen Koffein isolieren. Kolanußextrakte und Koka-Blätter waren auch die Ausgangsprodukte des Coca-Cola-Getränks, das mit dem heutigen Erfrischungsgetränk gleichen Namens jedoch überhaupt nichts mehr gemein hat.

Inhaltsstoffe und Wirkung: Die getrockneten Samen, die als Kolanüsse im Handel erhältlich sind, enthalten viel Koffein, Theobromin und Gerbstoffe. Sie haben allgemein stimulierende, aphrodisierende und wachmachende Wirkung und stärken die Konzentrationsfähigkeit. Vielerorts werden sie in Erfrischungsgetränken gereicht, gelten aber besonders dann als aphrodisierend, wenn die frischen Samen pur ausgekaut werden. In westafrikanischen Ländern wird das rituelle Leben noch immer stark von den Früchten des Kolabaumes beeinflußt. Auch für die landestypische Volksmedizin ist die Frucht ein wichtiges Mittel gegen Erschöpfung, Fieber, Migräne und Erbrechen.

Korallenbaum (Erythrina americana)

Herkunft: Der Korallenbaum liebt trockene, warme Klimazonen und ist besonders in Zentralmexiko heimisch.

Aussehen: Der Korallenbaum wird 8 m hoch und besitzt bohnenähnliche, spitz zulaufende Blätter. Die in Trauben wachsenden, 8 cm langen roten Blüten stehen senkrecht nach oben. Die geschnürten, schotenförmigen Früchte enthalten 3–4 leuchtend rote Samen, die auch als Bohnen bezeichnet werden.

Geschichte: Schon die Mayas kannten die Zauberbohnen des Korallenbaumes, wie Funde vorspanischer Bilderhandschriften beweisen. In der folgenden Kolonialzeit waren die Bohnen Grund für die berüchtigten »Frauenräusche«, die Frauen überkam ein starkes Liebesverlangen. Viele von ihnen sollen anschließend in einen tiefen Schlaf gefallen sein, aus dem sie nie mehr erwachten.

Inhaltsstoffe und Wirkung: In den roten Bohnen konnte das psychedelisch wirkende, hochtoxische Cystin isoliert werden. Nach den vielen Vergiftungsfällen der Vergangenheit sind die Früchte in Verruf geraten und als aphrodisierendes Mittel kaum noch in Gebrauch. Sie gelten aber immer noch als Zeichen des Einverständnisses für eine erotische Liebesnacht. In Mexiko werden heute die gekochten Blüten als Gemüse verspeist und wirken u. U. leicht sedierend. In der neuzeitlichen Medizin der Huasteken gelten die Blätter des Baumes als hilfreiches Mittel bei Schlaflosigkeit und innerer Unruhe.

Koriander (Coriandrum sativum)

Herkunft: Die ursprüngliche Heimat des Korianders ist wahrscheinlich Kleinasien und der südliche Mittelmeerraum. Durch den intensiv betriebenen, weitverbreiteten Anbau der Pflanze findet man ihn heute in Marokko, Osteuropa, Indien, Mittelasien, Holland, Italien und Frankreich. Auch in Amerika ist er reichlich, meist verwildert, anzutreffen.

Aussehen: Die einjährige Korianderpflanze hat eine schlanke, spindelförmige Pfahlwurzel, die während der Wachstumszeit einen bis zu 80 cm hohen Stengel austreibt. Er ist oben stark verästelt und trägt weitverzweigte, grundständige Laubblätter. Aus den weißen oder rötlichen Blütendolden entstehen die kleinen, kugeligen Samen.

Geschichte: Die Tugenden der Korianderfrucht als Heilmittel, Gewürz und Aphrodisiakum sind seit über 3000 Jahren belegt. Schon 1550 v. Chr. wird er im »Papyrus Ebers« erwähnt. Lobende Worte findet man auch in Sanskritschriften und in der Bibel. Für die einen ist er Mittel gegen Pest und Epilepsie, bei den anderen gilt er als unverzichtbares Liebesmittel. Der Gelehrte Dioskurides empfiehlt dem männlichen

Geschlecht, mit Koriander gewürzten Wein zu trinken, um dadurch eine Vermehrung des Samens zu erreichen.

Inhaltsstoffe und Wirkung: Koriander übt in erster Linie eine stärkende Wirkung auf Nervensystem und Gehirn aus. Die Samen enthalten ätherische und fette Öle, wirken anregend und berauschend auf den menschlichen Organismus und versprechen nicht nur Genuß für den Gaumen. Aus getrockneten Samen läßt sich eine Essenz gewinnen, die jedoch nur in Maßen gebraucht werden darf, um nervöse Störungen und Nierenschäden zu vermeiden. Richtig dosiert ist das Gewürz eine wunderbare Liebesstimulanz. Die Volksmedizin nennt den Koriander ein wirkungsvolles Mittel, das müde Männer munter macht.

Koribo (Tanaecium nocturnum)

Herkunft: Die tropische Kletterpflanze findet man in Amazonien, Indien, Mittelamerika und im Süden Mexikos.

Aussehen: Der reichverzweigte Strauch trägt herzförmige Blätter und trompetenartige, weiße Blüten. Sie schließen sich bei Sonneneinstrahlung und verströmen gegen Abend, wenn sie aufgehen, einen wundervoll berauschenden Duft.

Geschichte: Die Geschichte dieser Pflanze wurde erst in den siebziger Jahren bekannt. Die Indianer nutzten sie als Heilmittel und rituelles Rauschmittel. Ein Schnupfpulver aus den Blättern des Strauchs war nur Männern vorbehalten und als psychedelisch wirkendes Mittel zentraler Bestandteil verschiedener Zeremonien. Die Frauen des Stammes wußten aus der Wurzelrinde einen bekömmlichen Tee mit aphrodisierender Wirkung zuzubereiten.

Inhaltsstoffe und Wirkung: Die Koriboranke ist weitgehend unerforscht. Man weiß lediglich, daß Saponine und Hydrogencyanide in allen Teilen der Pflanze enthalten sind. Bestätigt wird, daß nasal eingenommenes Schnupfpulver schlafwandlerische Wirkungen hervorruft und zu Bewußtseinsveränderungen und Konzentrationsstörungen führt. Auch der Genuß des Tees schränkt die Wahrnehmung ein. Die oft beschriebene aphrodisierende Wirkung ist bisher nicht erklärt.

Kürbis (Cucurbita pepo)

Herkunft: Wie die Kartoffel wurde auch der Kürbis von den Spaniern aus Süd- bzw. Nordamerika nach Eurasien gebracht. Heute sind zahlreiche Sorten in ganz Europa anzutreffen.

Aussehen: Die einjährige, kriechende Kürbispflanze erreicht eine Länge von 10 m. Zwischen Juni und August trägt der Kürbis eine glockenförmige, leuchtend gelbe Blumenkrone, die 10 cm breit wird. Seine großen, orangefarbenen oder grünen Früchte sind rund oder oval und besitzen eine derbe, ledrige Außenschale. Darin befindet sich das gefaserte Fruchtfleisch, in dem zahlreiche flache, ovale Samenkerne eingebettet sind.

Geschichte: Die weltweite Verbreitung der Kürbisgewächse erfolgte erst nach der Entdeckung Amerikas. Die Indianer kultivierten entlang der kanadischen Seen verschiedene Sorten lange Zeit vor Columbus. Heute zählt der Kürbis zu den ältesten indianischen Kulturpflanzen. Der Kürbis war für die Indianer zugleich Nahrungsmittel und Aphrodisiakum. So zeigten Frauen ihre sexuelle Bereitschaft durch das Kauen von Kürbissamen. Auch im Tantra sind Kürbiskerne als aphrodisische Stimmungsmacher erwähnt. Bei tantrischen Ritualen reichte man den Mitwirkenden Kürbissamen.

Inhaltsstoffe und Wirkung: Die Samen enthalten fettes Öl, Eiweiße, Spurenelemente, Enzyme und die Vitamine A und C. Die aphrodisische Wirkung entfaltet vor allem das im Kürbissamen enthaltene Tocopherol. Die Volksheilkunde verordnet geschälte Kürbiskerne bei Blasen- und Prostataleiden und bei Bandwurmbefall. Erfolge wurden auch bei Kindern erzielt, die ins Bett nässen.

Lakshmana (Calonyction muricatum)
Herkunft: Die Heimat dieser Windenart ist Indien.
Aussehen: Die Rankenpflanze verfügt über gelbgrüne, herzförmige Blätter und weißlich-rote Blüten, die einen starken, safranähnlichen Duft verströmen. Die Blütenform erinnert unweigerlich an einen Schlangenkopf.
Geschichte: In Indien ist Lakshmana seit Jahrhunderten das Symbol der Glücksgöttin Lakshmi. Sie ist Nahrung für die erotische Schöpferkraft der Kundalini, die im Unterleib jedes Menschen lebt und sexuelle Kräfte freisetzt. Diese Eigenschaften machen die Pflanze zu einem der bedeutendsten Aphrodisiakas der ayurvedischen Medizin.
Inhaltsstoffe und Wirkung: Die Lakshmanaranke enthält in all ihren Pflanzenteilen Behensäure, die erregende und psychoaktive sowie aphrodisische Wirkungen besitzt. Ein Elixier aus allen Teilen der Ranke gilt als unübertroffenes Verjüngungsmittel und Aphrodisiakum. Außerdem werden tantrische Salben gemischt, die auf die Stirnpartien gestrichen werden und in denen Lakshmana ein wichtiger Bestandteil ist. Bei giftigen Schlangenbissen zeigt die Wurzel hervorragende Heilwirkungen.

Lattich (Lactuca virosa)
Herkunft: Zu der Heimat des Lattichs gehören Süd- und Westeuropa und südliche Teile Mitteleuropas. Meist findet man den Lattich an steinigen Hängen, Wegrändern und Weinbergen.
Aussehen: Der Lattich ist eine zweijährige Pflanze. Sie wird etwa 2,50 m hoch. Der rot überlaufene Stengel ist oben stark verzweigt. Zwischen Juni und September erscheinen die gelblichen, rispigen Blütenstände, aus denen sich die schwarzen Früchte mit weißer Haarkrone bilden. Die gesamte Pflanze enthält weißen Milchsaft und riecht äußerst unangenehm.
Geschichte: Nordamerikanische Indianerstämme sammel-

ten den Milchsaft und ließen ihn in der Sonne eindicken. Der getrocknete Saft wurde in heiligen Ritualen in der Pfeife geraucht oder als sexuell anregende Stimulanz oral eingenommen. In unserem Jahrhundert machte der Saft als Arznei auf sich aufmerksam. In den siebziger Jahren wurde in fast allen amerikanischen Zeitungen »Lattich-Opium« angeboten, was die Wirkungsweise dieses Heilkrautes treffend beschreibt. Allerdings wurde das Produkt arg verfälscht, so daß es irgendwann als »absolut unwirksam« eingestuft wurde und in Vergessenheit geriet.

Inhaltsstoffe und Wirkung: Der Milchsaft des Lattichs enthält das morphinähnliche Alkaloid Lactucin, außerdem Laktucerol, Laktueopikrin und Laktuzinsäure. Der Saft ist ein gutes Mittel zur Behandlung von Schlaflosigkeit, Erregungszuständen, Ruhelosigkeit und eignet sich als krampflösendes Mittel bei Keuchhusten und Reizhusten. Die beruhigende Wirkung auf das Zentralnervensystem erzeugt leicht euphorische Zustände und trauminduzierende Gefühlsregungen. In der Vergangenheit wurde der Milchsaft des Lattichs als aphrodisisches Mittel verwendet.

Liebstöckel (Levisticum officinale)

Herkunft: Seine Ursprünge hat der Liebstöckel in Südwestasien und im Mittelmeerraum. Seit dem Altertum zählt er auch in Europa zu den beliebtesten Gewürzpflanzen und wird großflächig und in Kräutergärten angebaut.

Aussehen: Die ausdauernde Staude wird bis zu 2 m hoch und besitzt einen kräftigen, geringelten Wurzelstock. Die kleinen, gelbgrünen Zwitterblüten stehen in zehn- bis zwanzigstrahligen Dolden am Ende eines jeden Zweiges.

Geschichte: Es ist nicht bekannt, wann die Pflanze in Europa Einzug gehalten hat. Sie stammt ursprünglich von einer persischen Abart. Erste Aufzeichnungen über Liebstöckel datieren um das Jahr 800 n. Chr. Zu dieser Zeit wuchs sie in den kaiserlichen Gärten Karls des Großen und im Klostergarten zu St. Gallen. In fast allen mittelalterlichen Kräuterbüchern wird der Liebstöckel als heilendes Kraut bei Vergiftungen, Magenschmerzen, Menstruationsbeschwerden und Schlangenbissen erwähnt. Die Heilige Hildegard von Bingen verordnete Liebstöckel bei Lungenschmerzen und Wassersucht. Doch auch als Liebesmittel kommt Liebstöckel, wie schon der Name vermuten läßt, zum Einsatz.

Inhaltsstoffe und Wirkung: Als Arznei wird vorwiegend die Wurzel des Liebstöckels eingesetzt. Sie enthält ätherisches Öl, Harz, Gummi, Säuren und Cumarin. Die Droge ist ein wichtiger Bestandteil harntreibender Teemischungen. Die Blätter, die zum Würzen von Speisen dienen, besitzen wesentlich geringere Mengen dieser Inhaltsstoffe. Beide Teile der Pflanze gelten seit dem Altertum als Aphrodisiaka, wobei Liebestränke aus der frischen Wurzel besonders anregend wirken.

Ling-Shih (Ganoderma lucidum)

Herkunft: Die Heimat dieses Pilzes ist die Insel Chejudo in Südkorea.

Aussehen: Der lackartig glänzende Pilz ist von holziger Struktur und wächst meist an den Wurzeln gesunder Laubbäume. Nach der Ernte behält er sein Aussehen und ist, wenn er an der Sonne getrocknet wurde, praktisch ewig haltbar.

Geschichte: Der sagenumwobene »Pilz der Unsterblichkeit« ist mit zahlreichen chinesischen Mythen behaftet. Alte Überlieferungen berichten, wie er als Symbol der Taoisten Tote wiedererweckt und als Verjüngungsmittel das Leben auf Erden um ein Vielfaches verlängerte. Als Aphrodisiakum ist er Bestandteil vieler Liebeselixiere.

Inhaltsstoffe und Wirkung: Bei Laboruntersuchungen wurden im Pilz bioaktive Triterpene und verschiedene Säuren nachgewiesen. Diese Inhalte lassen keine Rückschlüsse auf psychoaktive oder aphrodisische Wirkungen zu. Trotzdem zählt er in der asiatischen Welt zu den gefragtesten Heilmitteln und Aphrodisiakas.

Lotus (Nelumbo nucifera)

Herkunft: Der Lotus schmückt in ganz Asien stehende Gewässer und Teichanlagen.

Aussehen: Die Lotusblume wächst im Wasser an einem kräftigen, hohlen Stengel, der von grünen, runden Blättern besetzt ist. Die langstieligen Knospen entwickeln sich zu herrlich duftenden, rosa Blüten. Aus ihnen entstehen nach der Blütezeit die verholzten Tellerfrüchte, in denen sich viele runde Samen befinden.

Geschichte: In zahlreichen Sagen und Lobliedern wird die Lotusblüte als göttliche und erleuchtende Pflanze, Wundermedizin, Nahrungsspender und kräftigendes Aphrodisiakum besungen und verehrt. Als Symbol der kosmischen Vagina wurde die betörende Blume stets gehütet, um den göttlichen Samen zu genießen.

Inhaltsstoffe und Wirkung: Außer einem hohen Nährwertgehalt, der die Samen durchaus zu einem gesunden Nahrungsmittel macht, wurden bisher weder aphrodisierende noch heilende Wirkstoffe gefunden.

Matico (Piper angustifolium)

Herkunft: Die Heimat dieses Pfeffergewächses sind die tropischen Gebiete in Mittel- und Südamerika.

Aussehen: Matico wächst als rankende Pflanze nur in feuchtwarmen Klimazonen. Er entwickelt längliche, spitz zulaufende, grüne Blätter. Die Früchte des Matico sind kleine, beerenähnliche Körner, die in Stauden zusammenstehen.

Geschichte: Bereits in der präkolumbianischen Epoche galten die Blätter des Matico als Zaubermittel und wurden in erster Linie zur Bekämpfung von Syphilis eingesetzt. Die Indianer entdeckten die Wirkung der Pflanze als Aphrodisiakum. Sie kochten Früchte und Beeren und bereiteten daraus verschiedene erotisierende Getränke.

Inhaltsstoffe und Wirkung: In vielen südamerikanischen Kulturen gilt Matico-Pfeffer als beliebtes Würzmittel für aphrodisische Gerichte. Die wirksamen Inhaltsstoffe sind das ätherische Öl, einige Bitterstoffe, Harz und Maticin. In der Medizin gilt Matico als stimulierend, antiseptisch und harntreibend.

Matwu (Cacalia cordifolia)

Herkunft: Der Matwupflanze begegnet man in den tropischen Zonen Ostasiens, Nordamerikas und Mexikos.

Aussehen: Das strauchartige Klettergewächs entwickelt fein behaarte, sechskantige Triebe. An ihnen treiben herzförmige, zarte Blätter und gestielte, gelbliche Blütenköpfe.

Geschichte: In Mexiko wurde die Pflanze als Halluzinogen mit aphrodisischen Eigenschaften oral eingenommen und war als »Peyoteersatz« während ritueller Sitzungen in Gebrauch.

Inhaltsstoffe und Wirkung: Die mexikanische Volksmedizin bedient sich der Pflanze als Mittel bei Unfruchtbarkeit. Bei Laboruntersuchungen wurde ein Alkaloid gefunden, das jedoch weder mit den halluzinogenen noch mit den pharmakologischen Eigenschaften der Pflanze in Verbindung gebracht werden kann.

Meeresbohne (Canavalia maritima)

Herkunft: Die Pflanze wächst an den Stränden von Mexiko bis Brasilien und ist auch im tropischen Afrika anzutreffen.

Aussehen: Die Meeresbohne entwickelt bis zu 10 m lange, rankenähnliche Zweige, an denen sich große, gezahnte Blätter und prächtige violette Blüten befinden. Die Früchte sind bohnenähnliche Schoten, in denen sich braune Samenkörner befinden.

Geschichte: Es gibt nur wenige Überlieferungen vom Gebrauch der Meeresbohne. Da in prähistorischen Grabstätten aus der Zeit von 300 v. Chr. Samen der Meeresbohne gefunden wurden, wird vermutet, daß die Pflanze bei Ritualen und möglicherweise auch als Aphrodisiakum genutzt worden ist.

Inhaltsstoffe und Wirkung: Der einzige Inhaltsstoff, der bisher aus der Meeresbohne isoliert werden konnte, ist L-Betonicin. Berichten zufolge werden die Blätter aber noch heute in Mexiko als Marihuanaersatz geraucht.

Meereskokosnuß (Lodoicea maldivica)

Herkunft: Die Heimat dieser Palmenart sind die Seychellen im Indischen Ozean.

Aussehen: Der mächtige Baum erreicht eine Höhe von 40 m und hat bis zu 4 m lange und 3 m breite Wedel. An weiblichen Palmen entwickeln sich die 20 kg schweren Früchte, in denen sich holzige Kerne befinden. Die männlichen Bäume bilden lange Blütenstände, jedoch keine Früchte aus.

Geschichte: Auch die Meereskokosnuß hat schon seit langer Zeit den Ruf eines Aphrodisiakums. Die sehr weibliche Form der Fruchtkerne und die einem Penis ähnlichen Fruchtstände machten sie unweigerlich zum Symbol der geschlechtlichen Vereinigung von Mann und Frau.

Inhaltsstoffe und Wirkung: Die auch als Coco-de-mer bekannten Fruchtkerne enthalten ein zartes Fleisch, das noch heute als Aphrodisiakum genossen wird. Bei Untersuchungen wurde allerdings kein Inhaltsstoff nachgewiesen, dem diese aphrodisische Wirkung zugeschrieben werden könnte.

Meerrettich (Cochlearia armoracia)

Herkunft: Der aus Süd- und Westeuropa stammende Meerrettich wächst wild an Seeküsten, Bach- und Flußufern, an Gräben und Wiesenrändern. In den Gegenden von Ober- und Mittelfranken wird er bis heute angebaut.

Aussehen: Der große, ausdauernde Meerrettich hat eine kräftige, zylindrische Wurzel mit mehreren Vegetationskegeln. An dem bis 150 cm hohen Stengel trägt er weiße, duftende Blüten, die Fruchtschoten ausbilden. Färben sich die äußeren Blätter braun, sind die Meerrettichwurzeln reif zur Ernte.

Geschichte: Obwohl die alten Griechen und Römer den Meerrettich nicht verwendeten, war er bei den Juden des Altertums recht beliebt. Die slawischen Völker brachten die Pflanze nach Mitteleuropa, wo er seit dem 12. Jahrhundert angebaut wird. In kürzester Zeit entwickelte er sich zur wichtigen Fleischbeilage und zum Gewürz für Soßen und Gemüse. Besonders geschätzt wurde seine erhitzende Wirkung. Der Scharfmacher mit der phallischen Wurzel galt als Aphrodisiakum.

Inhaltsstoffe und Wirkung: Verwendet wird vom Meerrettich nur die Wurzel. Sie enthält Vitamin C, eine Reihe wichtiger Mineralstoffe, Enzyme und ätherisches Öl. Der Meerrettich erhöht die Magensaftsekretion und behebt eine schlechte Verdauung. Außerdem wirken die Inhaltsstoffe schleimlösend und harntreibend. Die Volksheilkunde verwendet bei rheumatischen Beschwerden »Meerrettichpflaster«. Das erhitzende Aphrodisiakum läßt bei sexueller Erschöpfung die Liebe erneut entflammen.

Meerträubel (Ephedra sinensis)

Herkunft: In fast allen tropischen und subtropischen Gebieten der Erde stößt man bis in Höhenlagen von 3000 m auf Ephedra-Arten. Bei uns gedeihen verschiedene Arten der Gattung im Mittelmeerraum, den südlichen Alpen und an der Westküste Frankreichs.

Aussehen: Meerträubel ist ein kleiner, besenartiger Strauch mit stark verästelten Zweigen. Die Pflanze bildet zwischen Mai und Juni weiße oder gelbgrüne Blüten. Daraus bilden sich rote, beerenartige Scheinfrüchte, die den nackten Samen tragen.

Geschichte: Schon vor rund 60 000 Jahren war eine der zahlreichen Meerträubelarten eine beliebte Ritualpflanze. Die
Neanderthaler von Shanidar sammelten und nutzten das
Kraut sicher auch zu anderen Zwecken. Die Chinesen entdeckten das Kraut vor etwa 5000 Jahren und linderten damit
vor allem Asthmaanfälle. Im 18. Jahrhundert wurde Ephed-
ra sinensis in Europa eingeführt und kultiviert. Der heimi-
sche Ertrag deckt heute weitgehend den Bedarf der pharmazeutischen Industrie. Vor Jahrhunderten haben alle Kulturen, denen das Kraut bekannt ist, eine weitere wichtige
Eigenschaft des Meerträubels entdeckt: Das Kraut bewährte
sich als ein anregendes und stimulierendes Aphrodisiakum,
das aus Aufgüssen aus den Zweigen der Pflanze hergestellt
wird.

Inhaltsstoffe und Wirkung: Die Zweige des Krautes enthalten ätherisches Öl, Vitamin C, Saponin und ein das Zentralnervensystem erregendes Alkaloid, Ephedrin, das besonders
für die aphrodisische Wirkung verantwortlich ist. Um stärke-
re erotische Lustgefühle zu wecken, wird das getrocknete
Kraut geraucht. Die Wirkung als Tee ist weniger stimulierend und hat den Nachteil, daß die richtige Dosis leicht über-
oder unterschritten wird. In der Medizin schätzt man besonders die ausgleichenden und heilenden Eigenschaften der
Pflanze. Die Droge kann als krampflösendes Mittel bei Asthma, bei niedrigem Blutdruck und Kreislaufschwäche eingesetzt werden. Das Kraut spielt eine wesentliche Rolle bei der
Behandlung von Heuschnupfen und Allergien.

Mohn (Papaver Somniferum)

Herkunft: Als Mutterpflanze des seit der Bronzezeit kultivierten Schlafmohns gilt eine im östlichen Mittelmeerraum
bis hin nach Zentralasien auftretende Art dieser Gattung. Sie
wird noch heute zusammen mit anderen Arten in Frankreich
angebaut. Zu den Hauptanbauländern zählen die Türkei,
Indien, China, Iran, Frankreich, Kanada und Holland.

Aussehen: Die einjährigen Mohnpflanzen werden 50–150 cm hoch. In allen Teilen der Pflanze befindet sich der weiße Milchsaft, aus dem Opium gewonnen wird. Die langen Blütenstiele tragen jeweils eine bis 10 cm große Blüte von weißer, violetter oder roter Farbe mit einem dunklen Fleck an ihrem Grund. Die Fruchtkapsel enthält zahlreiche kleine, meist blauschwarze Samen.

Geschichte: Opiummohn ist eine seit Jahrtausenden bekannte Pflanze, deren botanischer Name »schlafbringend« bedeutet. Diese Bezeichnung ist auf die narkotisierende Eigenschaft der Droge zurückzuführen. Als Heilmittel wurde Mohn und das daraus gewonnene Opium bereits um 2500 v. Chr. genutzt. Mohn war die »Pflanze der Freude«, und Dioskurides kannte das Verfahren zur Opiumgewinnung schon im 1. Jahrhundert n. Chr. Die alten Griechen opferten das kostbare Heil- und Rauschmittel ihren Göttern und genossen es als Aphrodisiakum. Die der Göttin Aphrodite geweihte Insel Zypern entwickelte sich in antiker Zeit zum Zentrum des Mohnanbaus und der Opiumgewinnung. Man verschickte das kostbare Opium von dort aus mit Schiffen nach Ägypten und kurze Zeit später auch in viele andere Länder. Zu Zeiten Mohammeds (572–632) kannte man auch in Arabien und Asien die heilende und berauschende Wirkung des Opiums und milderte damit die Schmerzen von Malaria, Ruhr und Cholera.

Inhaltsstoffe und Wirkung: Die vielen Inhaltsstoffe des Mohns und das darin enthaltene Opiumalkaloid bilden ein komplexes Wirkstoffgemisch, das narkotisierend und berauschend wirkt. Die Pflanze dient der Naturheilkunde als schmerzlinderndes, beruhigendes, entkrampfendes und entzündungshemmendes Mittel. Es wird bei chronischen Schmerzen, Gastritis, Magengeschwüren und Entzündungen verordnet. Opium dient der Medizin heute vorrangig als Narkose- und Schmerzmittel. In vielen Ländern der Welt ist es jedoch nach wie vor ein berauschendes Lustmittel, das den Fruchtbarkeitszauber entfacht, sexuelle Phantasien anregt und die geschlechtlichen Funktionen erheblich steigert.

Muira-Puama (Liriosma ovata)

Herkunft: Muira-Puama gedeihen vorrangig im tropischen Amazonasbecken.

Aussehen: Der kleine, strauchartige Baum wird 10 m hoch und hat eine leicht rosafarbene Rinde.

Geschichte: In Südamerika sind die Rinde und das Holz des Baumes seit Jahrhunderten ein beliebtes Heilmittel. Stamm- und Wurzelholz erschienen später unter dem Namen Lignum Muira puama im internationalen Handel und wurden als Aphrodisiaka und nervenberuhigende Mittel gepriesen.

Inhaltsstoffe und Wirkung: Bisher konnten in dem Holz Ester, Harze, Bitterstoffe und Sitosterin isoliert werden. Als potenz- und libidosteigerndes Mittel werden noch heute die geraspelten Holzspäne oral eingenommen. Am besten wirken jedoch ausgekochte, alkoholische Auszüge aus Rinde und Holz.

Muskatellersalbei (Salvia sclarea)

Herkunft: Als Heimat des Muskatellersalbeis gilt die griechische Insel Kreta. Heute wächst er auf trockenen, warmen Hängen in ganz Südeuropa. Die größten Anbauländer sind Rußland, Frankreich, Italien und Spanien.

Aussehen: Der Muskatellersalbei ist eine ausdauernde Staude, die zwischen 30 und 120 cm hoch wird. Die großen, gestielten Blätter sind eiförmig und filzig-grau. Zwischen Mai und September bildet die Pflanze violette oder rosa Blüten.

Geschichte: Seit dem Altertum wird die aromatisch duftende Pflanze als Heil- und Gewürzkraut angebaut. Vor mehr als 2000 Jahren diente sie den Kelten als Rauschmittel, das ihnen Zugang zu spirituellen Mächten verschaffen konnte.

Zur Zeit des Dioskurides versetzte man Weine mit Muskatellersalbei, um den Liebestrieb zu entfachen. Die zu Anfang des 19. Jahrhunderts in Frankreich entwickelte Aromatherapie schätzt das ätherische Öl der Pflanze u. a. auch als angenehm wirkendes Aphrodisiakum.

Inhaltsstoffe und Wirkung: Der Muskatellersalbei enthält ätherisches Öl, Gerbstoffe, Saponin, Terpene, Cholin und Schleimstoffe. Durch Wasserdampfdestillation erhält man das ätherische Öl, das auf körperlicher und seelischer Ebene entspannend und entkrampfend wirkt. Neue Energien werden frei. Bei regelmäßigem Gebrauch wird das Sexualleben lebendig und phantasievoll.

Muskatnuß (Myristica fragrans)

Herkunft: Ursprünge des Muskatnußbaums sind Sumatra, Ambon und die Banda-Inseln. Die Kultivierung der Muskatnüsse erfolgt heute meist in Sri Lanka, den Philippinen, Südamerika und Indien.

Aussehen: Der immergrüne Muskatnußbaum wird bis zu 20 m hoch. Der Baum trägt saftig-grüne, ovale Blätter und zarte, blaßgelbe Blüten. Zwischen dem sechsten und achten Lebensjahr trägt er erstmalig Früchte. Nach der Blüte brauchen die Früchte eine Reifezeit von etwa sieben Monaten. Die aprikosenartige Frucht des Baumes besteht aus einer äußeren, fleischigen Hülle, die die Samen enthält. Sie ist von einem tiefroten Samenmantel, der sogenannten Muskatblüte, umgeben. Beide Teile, Blüte und Nuß, werden getrocknet und sortiert.

Geschichte: Bereits im sechsten Jahrhundert kamen Muskatnüsse mit Karawanen nach Alexandrien. Das Mittel galt vor allem bei Arabern, Chinesen und Indern als heilendes Gewürz bei Verdauungsproblemen, Leber- und Hautleiden. Besonders die potenzfördernde Wirkung der Nüsse wurde gerühmt. Man verabreichte das berauschende Aphrodisiakum in Tee und Milch, um sexuelle Schwächen zu beheben und dem Gaumen mit dem würzigen Geschmack eine Freude zu bereiten. Kreuzfahrer importierten das Gewürz nach Europa. Aber erst um das 16. Jahrhundert entdeckten die Köche die Muskatnuß zur Verfeinerung wohlschmeckender Gerichte. Zeitgleich gelangte die Muskatnuß auch als Heilmittel zu Ruhm und Ehren.

Inhaltsstoffe und Wirkung: Die Muskatnuß enthält anregendes ätherisches Öl und fetthaltige Substanzen. Die orientalischen Mediziner schätzen sie bis heute als Heilmittel wesentlich mehr als ihre westlichen Kollegen. Besonders hervorzuheben sind die heilenden Eigenschaften bei rheumatischen Leiden, Gicht, Leberbeschwerden und Bronchialkrankheiten. Völlig unumstritten und höchst wirksam ist ihr Einsatz bei Impotenz. In großen Mengen verabreicht, führt die Muskatnuß zu rauschhaften Euphoriezuständen, was ihr im Mittelalter den Ruf eines aphrodisisch wirkenden Rauschmittels einbrachte. Myristicin, der Hauptbestandteil des ätherischen Öls, ist auch die Ausgangssubstanz der berühmt-berüchtigten Liebesdroge MDMA (Ecstasy).

Nelke (Eugenia caryophyllata)

Herkunft: Die als Gewürzinseln bekannten Molukken in Südostasien sind die Heimat des Nelkenbaums. Er gedeiht nur in tropischen Küstenregionen und ist heute in Indonesien, Madagaskar, Malaysia, Tansania, Sri Lanka und Grenada beheimatet.

Aussehen: Der immergrüne Nelkenbaum wächst 10 m hoch und wird in vielen tropischen Regionen kultiviert. Er hat saftig-grüne, leicht lederartige Blätter. An den Zweigenden bilden sich die Knospen, die in kleinen Dolden zusammenstehen. Daraus entwickeln sich zierliche Blüten, die später längliche Früchte ausbilden. Wenn die Gewürznelken noch grün sind, werden sie geerntet und an der Sonne getrocknet. Der aus dem mittelhochdeutschen Sprachgebrauch abgeleitete Name des Gewürzes »negellin« bedeutet soviel wie

Nägelein. In der Tat hat die geschlossene, getrocknete Frucht die Form kleiner Nägel.

Geschichte: Als Gewürz wurden Nelken schon viele Jahrhunderte vor der Zeitrechnung in der chinesischen Küche verwendet. Als die westliche Welt auf Gewürzsuche ging, waren es die Holländer, die 1605 auf den Molukken den kostbaren Nelkenbaum entdeckten und sich das Monopol sicherten. Erst 1770 gelang es den Franzosen, Samen des Baumes nach Mauritius zu schmuggeln und dort den Anbau weiterzuführen. Doch die Nelke war nicht nur ein Gewürz, besonders in der asiatischen Kultur galt sie als Heilmittel und Aphrodisiakum. Sehr beliebt war das Kauen der Nelken, um für einen reinen Atem bei erotischen Spielen zu sorgen.

Inhaltsstoffe und Wirkung: Das fette Öl aus der Gewürznelke hat antiseptische und betäubende Eigenschaften. Lange Zeit war es das beste Mittel gegen Zahnschmerzen. Darüber hinaus galt es als zuverlässiges Desinfektionsmittel. Ätherisches Nelkenöl enthält als Hauptwirkstoff das anregende und psychedelisch wirkende Eugenol. Als Aphrodisiakum ist es in einer Vielzahl berauschender Opiummischungen enthalten, um das erotische Verlangen und die sexuelle Empfindsamkeit zu steigern. Wegen seiner schmerzstillenden und desinfizierenden Eigenschaften wird noch heute das ätherische Öl vorrangig in der Zahnmedizin eingesetzt.

Niando (Alchornea floribunda)

Herkunft: Niando wächst in den tropischen Gebieten Afrikas und ist von Sierra Leone bis Kongo (früher: Zaire) anzutreffen.

Aussehen: Die afrikanische Niandopflanze wächst zu einem Strauch heran und besitzt ovale, leicht gezackte Blätter.

Geschichte: Niando wird schon seit vielen Jahrhunderten als Zaubermittel bei religiösen Ritualen eingesetzt. Gemischt mit anderen psychedelisch wirkenden Pflanzen entfaltet sie vermutlich auch halluzinogene Eigenschaften, außerdem diente sie den Kriegern verschiedener Volksstämme als stärkendes Elixier. Ein Palmweintrunk, in den die Wurzelrinde des Niando eingelegt wird, gilt als unvergleichliches Aphrodisiakum.

Inhaltsstoffe und Wirkung: Als wirksame Inhaltsstoffe des Niando gelten die verschiedenen Alkaloide, die eine ephedrinähnliche Wirkung besitzen. Dadurch wird das Nervensystem stark angeregt, wodurch auch erotische Gefühle hervorgerufen werden. Die Erforschung der Pflanze ist allerdings noch lange nicht abgeschlossen.

Ololiuqui (Turbina corymbosa)

Herkunft: Die Pflanze ist in Mittel- und Südamerika und Indien anzutreffen und wächst als Wildform auch auf den Philippinen. Als ursprüngliches Verbreitungsgebiet gilt Mexiko.

Aussehen: Die ausdauernde, verholzte Ololiuqui-Ranke besitzt lange Stengel mit grünen, herzförmigen Blättern. Die Blütenzweige, die den Blattachseln entspringen, stehen rispenartig zusammen und tragen weiße, trichterförmige Blüten. In den Früchten der Pflanze liegen viele kleine, ockerfarbene Samen dicht beieinander.

Geschichte: Die Indianer kannten die Pflanze und deren Zaubersamen, die oftmals als »kleine Götter« beschrieben wurden. Ihre psychoaktive Wirkung wurde bei Ritualen und Heilzeremonien genutzt. Als Heilmittel wurden die Samen bei Geschlechtskrankheiten und Frauenleiden eingesetzt. Auch als Aphrodisiakum besaß der Samen der Pflanze einen erstaunlichen Ruf.

Inhaltsstoffe und Wirkung: In den frischen Samen der Schlingpflanze wurden berauschende und bewußtseinserweiternde Mutterkorn-Alkaloide isoliert. Sie versetzen den Benutzer in einen schlafähnlichen Zustand, der mit angenehm entspannenden Gefühlen einhergeht. Im leichten Dämmerschlaf erscheinen Traumbilder, die stark von der jeweiligen Psyche geprägt sind. Auch als Heilmittel wird die

Pflanze in den Ursprungsländern noch heute eingesetzt, z. B. als geburtserleichterndes Mittel, Diuretikum und zur Wundheilung.

Petersilie (Petroselinum crispum)

Herkunft: Wahrscheinlich stammt die Petersilie aus dem Osten des Orients. Heute wächst sie im gesamten Mittelmeergebiet von Spanien über Jugoslawien, Griechenland, Libanon bis hin nach Algerien, Marokko und Tunesien. Außer in den nördlichen Regionen Europas findet man dieses aromatische Kraut in jedem Kräutergarten.

Aussehen: Die meist zweijährige Petersilie bildet im ersten Jahr aus der fleischigen Pfahlwurzel eine grundständige Blattrosette, aus der im zweiten Jahr ein bis zu 80 cm langer Stengel mit fein gefiederten, gekräuselten Blättern sprießt. Zwischen Juni und Juli blüht sie grünlichgelb.

Geschichte: Petersilie ist nicht nur eines der beliebtesten Küchenkräuter, sondern sie wird seit dem Altertum auch als Heilmittel und Aphrodisiakum verwendet. Schon vor cirka 2500 Jahren trugen die Griechen bei festlichen Anlässen Petersilienkränze auf ihren Köpfen, um der Trunkenheit vorzubeugen. Außerdem galt sie als heiliges Symbol der Wiedergeburt mit der Kraft, neues Leben einzuhauchen. Im Mittelalter galt die Petersilie als Hexenkraut und aphrodisisch wirkende Pflanze. Stengel des Krauts sollten Liebeszauber hervorrufen. So nannte man die Gassen, in denen Prostituierte ihr Handwerk betrieben, oft Petersiliengassen. In der englischen Sprache wird das Liebesspiel auch mit »parsley bed« umschrieben. Medizinisch wurde die Petersilie zumeist als harntreibendes Mittel verwendet.

Inhaltsstoffe und Wirkung: In der Petersilienwurzel findet man etwa 0,2 %, in den Blättern 2–6 % ätherisches Öl, dessen wirksame Hauptbestandteile Apiol und Myristicin sind. Durch den hohen Gehalt an Vitaminen und Mineralien ist die Petersilie ein universell einsetzbares Heilkraut. Sie lindert

Blasenschwäche, Eisenmangel und Diabetes und ist ein hilfreiches Mittel gegen Appetitstörungen, Blähungen, Harn-
steine und Wassersucht. Das Zusammenwirken der zahlreichen Inhaltsstoffe unterstützt ebenfalls Therapien gegen
Krebs oder Arteriosklerose. Zum wirkungsvollen Aphrodisiakum wird sie vorwiegend durch den anregenden Wirkstoff Apiol. Er wirkt leicht psychotrop und sexuell stimulierend.

Peyote (Lophophora williamsii)
Herkunft: Die texanischen Mustang-Plains gelten als das
größte und bedeutendste Vorkommensgebiet dieser Kaktusart. Vereinzelt findet man ihn auch in Wüstenregionen zwischen Texas und Mittelmexiko.
Aussehen: Der ca. 10 cm große, einköpfige, fleischige Kaktus
hat keine Stacheln. Seine äußere Haut kann verschiedene
Muster tragen und ist in mehrere Rippen gegliedert. Aus seinem Zentrum sprießen die hellvioletten Strahlenblüten, die
nach dem Verwelken die rosafarbenen Beerenfrüchte schüt-
zen, in denen sich viele winzige, schwarze Samen befinden.
Geschichte: Der Gebrauch des Peyotekaktus als Ritualpflanze läßt sich bis weit in prähistorische Epochen zurückverfol-
gen und wurde besonders in Texas und Mexiko betrieben.
Der Verzehr entwickelte sich bei vielen Völkern zum Kult und
wurde u. a. als Reise zum Zentrum des Universums beschrieben. Es kam zu Visionen, in denen sich einem das überwälti-
gende, »wirkliche Leben« eröffnete und in denen man in sein
Inneres schauen konnte. Auch als Mittel zur Wahrsagung,
Krankenheilung und zum Schutz vor Feinden bediente man
sich der heiligen Pflanze.
Inhaltsstoffe und Wirkung: Im Peyote wurden etwa 30 Alkaloide gefunden, wobei dem Mescalin die Hauptwirkung zugeschrieben wird. Das Alkaloid wirkt stark psychedelisch und
kann je nach Dosierung heilende, aphrodisische oder visio-

näre Wirkungen hervorrufen. In der indianischen Medizin wird der Kaktus als ein Allheilmittel betrachtet, das wohltuend und reinigend auf Körper und Geist wirkt. Auch in der westlichen Welt wird Peyote mittlerweile als Rauschmittel und Aphrodisiakum benutzt.

Pfeffer (Piper nigrum)

Herkunft: Die Heimat des schwarzen Pfeffers sind die Monsunwälder der Malabarküste in Südindien. Zu den Hauptproduzenten zählen Indien, Indonesien, Malaysia und Brasilien. Wildwachsend findet man ihn am Fuße des Himalaya-Gebirges bis hin nach Südindien.

Aussehen: Das Klettergewächs entwickelt sich zu einem 5 m hohen Strauch. Die Pflanze hat dunkelgrüne, eiförmige Blätter und Ähren mit weißen Blüten. Aus ihnen entwickeln sich erst grüne, später rote und schließlich gelbliche Pfefferbeeren. Die ausdauernde Pflanze bildet erst nach acht Jahren die begehrten Steinfrüchte, liefert dann aber rund zwanzig Jahre lang volle Ernte. Die grünen Pfefferkörner sind die unreif geernteten Früchte des Strauches. Sie werden an der Sonne getrocknet und sind bei uns als schwarzer Pfeffer bekannt. Weißer Pfeffer wird aus den roten Früchten gewonnen, die nach der Ernte in Wasser eingeweicht werden, um das rote Fruchfleisch besser ablösen zu können. Die völlig ausgereiften gelb-roten Pfefferkörner sind hierzulande nur selten erhältlich.

Geschichte: In der gesamten Kulturgeschichte gibt es wohl kein Gewürz, das soviel Einfluß ausgeübt hat wie der Pfeffer. Im vierten Jahrhundert v. Chr. wurde er bereits von dem griechischen Philosophen Theophrast ausführlich beschrieben. Im 1. Jahrhundert n. Chr. berichtete der römische Geschichtsschreiber Plinius vom enorm hohen Preis, der für Piper nigrum gezahlt wurde. Das Gewürz verbreitete sich im gesamten Römischen Reich, und selbst die Goten, die 408 n. Chr. Rom belagerten, forderten neben Gold und Silber auch riesige Mengen Pfeffer als Abgaben. Man könnte fast sagen, daß Pfeffer über einige Jahrhunderte als Währung anerkannt war. Noch im Mittelalter wurden Pachten, Mitgift und Steuern mit Pfeffer bezahlt.

Inhaltsstoffe und Wirkung: Pfeffer ist schon seit langer Zeit ein heilkräftiges Gewürz mit einer Vielzahl von Anwendungsmöglichkeiten. Oberstes Gebot für Heilzwecke ist, nur frischgemahlenen weißen oder schwarzen Pfeffer einzusetzen. Zu den wichtigsten Eigenschaften des Pfeffers zählen seine schmerzlindernden, antiseptischen, krampflösenden, verdauungsfördernden, schleimlösenden und kreislaufentlastenden Eigenschaften. Somit kommt er bei krampfartigen Schmerzen, Übelkeit, Appetitlosigkeit, Erkältungskrankheiten und niedrigem Blutdruck zum Einsatz. Auch seine aphrodisischen Eigenschaften sind seit langer Zeit in der asiatischen und europäischen Volksmedizin bekannt. Außer dem ätherischen Öl enthält Pfeffer das schleimhautreizende Alkaloid Piperin, das durch seine unglaubliche Schärfe das innere Feuer entfacht und die Libido steigert.

Piment (Pimenta dioica)

Herkunft: Piment, bei uns auch als Nelkenpfeffer oder Allgewürz bekannt, ist auf den westindischen Inseln und in Zentralamerika beheimatet. Heute sind die besten und wichtigsten Lieferanten von Piment Jamaika, Mexiko, Kuba, Honduras und Guatemala.

Aussehen: Der immergrüne, schlanke Pimentbaum wird bis zu 9 m hoch und hat dunkelgrüne, glänzende Blätter. Im Sommer bildet er kleine, weiße Blüten, die in Büscheln zusammenstehen. Erst im Alter von sechs bis sieben Jahren beginnt er zu tragen, bringt aber dann bis zu 100 Jahre lang Frucht. Die Pimentbeeren werden gepflückt, wenn sie noch grün sind. Während des Trocknens färben sich die Beeren rotbraun. Mit der Vollreife verlieren sie ihr wunderbares Aroma.

Geschichte: Kolumbus und seine Gefährten brachten den Piment in dem Glauben nach Europa, es handele sich dabei um Pfeffer. Daher auch der spanische Name des Gewürzes, Pimienta, zu deutsch Pfeffer. Als 1655 Jamaika von den Engländern erobert wurde, staunten diese über den großflächigen Anbau und den regen Handel, der dort wohl schon seit langer Zeit mit diesem Gewürz betrieben wurde. Viele Kolonisten bemühten sich, den Baum auch anderswo anzusiedeln, doch es gelang nicht. Somit ist und bleibt Piment das einzige Gewürz von Bedeutung, daß fast ausschließlich aus der Neuen Welt eingeführt wird.

Inhaltsstoffe und Wirkung: Die wichtigsten Inhaltsstoffe des ätherischen Öls der Pimentfrüchte sind Eugenol und Eugenolmethylether. Wie viele Gewürze wirkt es harmonisierend auf die Verdauung. Weiterhin gilt es als blähungswidrig und magenstärkend. Früchte und Blätter des Pimentbaumes wurden schon in der indianischen Volksmedizin eingesetzt. Das anregende ätherische Öl soll den Körper von innen wärmen und ein Feuer der Lust und Leidenschaft entfachen.

Qat (Catha edulis)

Herkunft: Der Qatstrauch kommt wildwachsend in Äthiopien vor und wächst als Kulturpflanze in Arabien, Jemen, Kenia und Tansania.

Aussehen: Der schnellwachsende, immergrüne Baum kann 20 m Höhe erreichen. In Kultur wird er bei 5 m gehalten, so daß ständig junge Triebe austreiben. Die kleinen, weißen Blüten stehen büschelförmig in den Achsen der glänzenden Blätter mit gezahntem Rand. Die Früchte bestehen aus kleinen viergeteilten Schoten.

Geschichte: Vermutlich galten die psychoaktiven Blätter des Strauches schon im alten Ägypten als Götternahrung und wurden im Rahmen magischer Rituale ausgekaut. In Äthiopien waren die Blätter heilige Genuß- und Stimulanzmittel, die dafür sorgten, daß lange Gebete abgehalten werden konnten, ohne Müdigkeit zu verspüren. Im Lauf der Zeit wurde das Qatkauen fester Bestandteil sozial wichtiger Ereignisse wie Hochzeiten oder Begräbnisse. Auch die belebende und aphrodisierende Wirkung der Blätter war in der Bevölkerung sehr beliebt und machte die Pflanze um so begehrter.

Inhaltsstoffe und Wirkung: In den Zweigen und Blättern des Qatbaumes wurde Cathin als Hauptwirkstoff festgestellt. Es stimuliert die Körperenergie, wirkt aufheiternd und euphorisierend. Heutzutage werden die getrockneten Blätter zusammen mit Haschisch geraucht. Als Aphrodisiakum werden die Blätter und Zweige des Strauches vorrangig in Äthiopien konsumiert. Dabei werden sie z. B. in Verbindung mit Süßigkeiten wie Honig eingenommen.

Quebracho (Aspidosperma quebracho-blanco)

Herkunft: Der Quebrachobaum ist in den tropischen Steppen von Argentinien, Bolivien und Peru zu Hause.

Aussehen: Der etwa 20 m hohe Baum besitzt gelbe Blüten und entwickelt das für diese Art typische sehr harte Holz und eine enorm dicke, rötlich-braune Rinde.

Geschichte: Seit alters her ist Quebracho ein heiliger Baum für südamerikanische Indianerstämme. Er wird als Ritualpflanze genutzt, um Zwiegespräche mit toten Tier- und Menschengeistern zu halten. Als Heilmittel werden seit langer Zeit Rindenteile des Quebracho verwendet.

Inhaltsstoffe und Wirkung: Die Rinde des Baumes enthält reichlich Alkaloide. Sie wird heute vorwiegend in der Volksmedizin und als Aphrodisiakum gebraucht. Die heilenden Erfolge erzielen die Stammesmediziner bei Magenproblemen, Erkältungen, Migräne und bei einigen Geschlechtskrankheiten. Der aphrodisierende Aspekt wird durch das Alkaloid Yohimbin hervorgerufen. Zu diesem Zweck wird die Rinde einige Zeit in Mollebier oder Mate eingelegt.

Rosmarin (Rosmarinus officinalis)

Herkunft: Die Heimatgebiete des Rosmarins sind die Mittel-meerräume des europäischen und afrikanischen Kontinents. Wild wächst er nur in sehr warmen Lagen. Bei uns zieht man ihn vorrangig in Blumentöpfen und Gewächshäusern.

Aussehen: Der immergrüne Rosmarinstrauch ist die einzige Art seiner Gattung. Er wird bis zu 1,50 m hoch, hat dicht ver-zweigte Stengel mit kleinen, kurzstieligen Blättern, deren Ränder zurückgerollt sind. Beim Zerreiben geben diese einen würzig-aromatischen Geruch ab. Aus den Achseln der oberen Blätter entspringen die weißen, blauen oder violetten Blüten.

Geschichte: Schon im Altertum war man sich der ausge-zeichneten Wirkung des Rosmarins als Würz- und Heilpflan-ze bewußt. Man nutzte sie als Weihrauchersatz und aromati-sches Weingewürz. Für Schamanen war die wunderbare Pflanze ein Zauberkraut. Im 16. Jahrhundert gelang es, aus Rosmarinblüten durch Alkoholdestillation das berühmte Aqua Reginae Hungariae herzustellen. Das Wässerchen soll die ungarische Königin Isabella im Alter von 72 Jahren von ihren quälenden Gelenkschmerzen befreit haben. Das äthe-rische Öl des Rosmarins ist noch heute wichtiger Bestandteil von Kölnisch Wasser.

Inhaltsstoffe und Wirkung: Die Blätter des Rosmarins ent-halten ätherisches Öl mit Terpenen und Kampfer, einen Gerbstoff und Flavonoide. Wie viele andere Lippenblütler wirkt Rosmarin auf das Nervensystem. Es ist ein hervorra-gendes Kräftigungsmittel bei Depressionen, Erschöpfungs-zuständen und Überarbeitung. Rosmarinbäder sind ent-spannend und aphrodisierend, da sie gleichzeitig anregend und erfrischend wirken und die körperliche Sensibilität stei-gern. Äußerst hilfreich ist Rosmarin auch als Tee oder Gewürz. Hier lindert es Verdauungsprobleme, Appetitlosig-keit und Gallenblasenentzündungen. Außerdem regt Rosma-rin den Harndrang und die Durchblutung an.

Sabalpalme (Serenoa serrulata)

Herkunft: Die Sabalpalme gedeiht auf den Sandböden in Florida, Texas und den karibischen Inseln sowie in Yucatan.

Aussehen: Die Sabalpalme mit dem rauhen Stamm erreicht eine Höhe von 6 m und ist außergewöhnlich stark verzweigt. An den Enden der Zweigstrünke gedeihen schmale, grüne Wedel, die sich zu einer Blattkrone zusammenschließen. Die Blüten sind in traubigen Ständen angeordnet und verströmen einen köstlichen Duft. Die eierförmigen Steinfrüchte bestehen aus hellbraunem Fruchtfleisch und einem harten, dunkelbraunem Kern.

Geschichte: Seit einigen Jahrhunderten stellen nordamerikanische Indianerstämme aus den Früchten des Baumes gegorene Fruchtsäfte her. Das Fruchtfleisch verarbeiten sie samt Kern zu aphrodisierenden Getränken und stellen aus ihr außerdem den erfrischenden und weltweit beliebten Palmwein her.

Inhaltsstoffe und Wirkung: In den Früchten der Palme stellte man fettes Öl, Fettsäuren, ein bisher völlig unbekanntes Alkaloid, ätherisches Öl und eine östrogenähnliche Substanz fest. Der Gebrauch von Sabalpräparaten ist weltweit verbreitet und hat auch in der homöopathischen Heilkunde einen festen Platz. Meist werden die Arzneimittel als gut wirksame Aphrodisiaka verordnet, bei deren Gebrauch keinerlei unerwünschte Nebenwirkungen auftreten.

Safran (Crocus sativus)

Herkunft: Der kleine Herbstblüher stammt ursprünglich aus Kleinasien. Heute wird er auch in Frankreich, Spanien, Griechenland und Italien kultiviert. Nach Meinung der Experten wächst der beste Safran in La Mancha (Spanien).

Aussehen: Der wunderschöne, bis zu 15 cm hohe Safrankrokus hat schmale Blätter mit weißen Mittelstreifen. Die orangeroten Blütennarben ragen leuchtend aus den violetten oder hellblauen Blüten hervor.

Geschichte: Vermutlich wurde Safran zuerst in Kleinasien angebaut. Die alten Zivilisationen der Römer und Griechen nutzten ihn als Weinzusatz, in Parfüms und als Medikament. In Griechenland entfachte man mit dem wertvollen Gewürz die erotischen Begierden des weiblichen Geschlechtes. Auch als Opiumersatz wird die psychoaktive Pflanze gebraucht, weckt er doch erregende Gefühle, die zu einem langen und unbeschreiblich schönen Orgasmus führen. Als Heilmittel verordnete ihn Dioskurides bei krampfartigen Schmerzen. Bei den Arabern galt er als menstruationsförderndes Mittel. Erst im 11. Jahrhundert erreichte die Pflanze Frankreich und Deutschland und galt als kostbare Ware. Noch heute ist Safran das teuerste Gewürz der Welt.

Inhaltsstoffe und Wirkung: Besonders geschätzt wird der Safran in der Gewürzheilkunde wegen seiner herzstärkenden, kräftigenden und aphrodisischen Wirkung. In der islamischen Medizin wird er jungen Männern verordnet, um den Geschlechtstrieb zu stärken. Wirksame Inhaltsstoffe sind besonders das berauschende ätherische Öl, Vitamin B_2 und Riboflavin. Auch heute wird Safran in Kombination mit anderen Gewürzen bei Herzerkrankungen, Menstruationsproblemen, Frauenleiden, Erschöpfungszuständen und Impotenz eingesetzt.

San-Pedro-Kaktus (Trichocereus pachanoi)

Herkunft: Die ursprüngliche Heimat dieser Kakteenart ist Peru. Er fühlt sich in Höhen bis zu 3000 m heimisch. Als Kulturpflanze ist er auf großen Plantagen in Ecuador zu finden.

Aussehen: Der verästelte Säulenkaktus wird rund 6 m hoch und trägt nur vereinzelt Stacheln. Er besteht aus mehreren Rispen, an denen sich die spitzen Knospen befinden. Diese öffnen sich nur nachts und entfalten sich dann zu wundervoll duftenden, weißen Blüten. Die eßbaren roten Früchte sind mit dunklen Haaren bedeckt und äußerst selten.

Geschichte: Der San-Pedro-Kaktus wird im alten Amerika als Ritual- und Heilpflanze bereits seit etwa 2000 Jahren benutzt. Die psychedelisch wirkenden Getränke, die aus frischen Kaktusscheiben hergestellt werden, waren fester Bestandteil im Orakelwesen der Schamanen. Heilern ermöglichte der Trank, die Ursache von Krankheiten zu erkennen und dementsprechend zu behandeln. Als Aphrodisiakum spielte er vor allem beim Stamm der Mochica eine wichtige Rolle.

Inhaltsstoffe und Wirkung: Noch heute ist der San-Pedro-Kaktus Bestandteil schamanistischer Rituale und wird von vielen Glücksrittern als psychedelisches Rauschmittel eingenommen. In der Volksmedizin Perus wird das Fleisch der Pflanze als mildes Aphrodisiakum verordnet. Die Inhaltsstoffe sind das bekannte Meskalin und einige andere Alkaloide, bei denen ebenfalls von einer psychedelischen Wirksamkeit auszugehen ist. In der westlichen Medizin spielt diese Kakteenart keine Rolle.

Sassafrasbaum (Sassafras albidium)

Herkunft: Den Sassafrasbaum findet man in ganz Amerika, wobei er von Florida bis nach Kanada große Laubwälder bildet.

Aussehen: Der graziöse Sassafras wird etwa 30 m hoch und gedeiht am besten in Mischwäldern. Die hellgrünen, ovalen Blätter entwickeln sich im Herbst zu rötlichem Laub. Die kleinen weißen oder gelben Blüten sammeln sich in dichten Dolden. Erbsengroße Steinfrüchte sitzen auf rötlichen Stengeln und schimmern in blauem Glanz. Der Stamm des Baums besitzt eine dicke Rinde mit tiefen Furchen.

Geschichte: Der Tee aus der Wurzelrinde des Baumes war schon zu präkolumbianischer Zeit in Verwendung und überaus beliebt. Die Indianer Nordamerikas schätzen das Getränk als kräftigend, stimulierend und heilend. Bereits 1582 wurde Sassafrasholz in deutsche Arzneimittellisten aufgenommen und auch in anderen Ländern Europas bei vielerlei Beschwerden eingesetzt. Erst seit das Sassafrasöl als Vorläufersubstanz zur Herstellung von MDMA (Ecstasy) bekannt geworden ist, werden die Produkte des Baumes weltweit streng überwacht und sind im öffentlichen Handel nur noch selten erhältlich.

Inhaltsstoffe und Wirkung: Die Wurzelrinde des Baumes enthält Gerbstoffe, Harz, Wachs, Schleim, Zucker und ätherisches Öl mit dem Hauptwirkstoff Safrol. Der Tee besitzt schweißtreibende und anregende Eigenschaften mit psychoaktiven Komponenten. Vorrangig in Nordamerika gilt die Rinde als heilendes und aphrodisierendes Mittel. Tees wirken enorm erotisierend und steigern die emotionale Sensibilität. Als Geheimtip gelten erotische Massagen mit Sassafrasöl.

Schachtelhalm (Equisetum myriochaetum)

Herkunft: Diese besondere Art der Schachtelhalmgewächse gedeiht nur in Feuchtgebieten der mittelamerikanischen Regenwälder.

Aussehen: Equisetum myriochaetum unterscheidet sich von dem bei uns heimischen Ackerschachtelhalm durch seine Größe: Er wird bis zu 5 m hoch.

Geschichte: Für die Indianer ist er eine wichtige Heilpflanze, aus deren Kraut die Schamanen Tees gegen Erkältungen, Magen- und Darmbeschwerden zubereiten. Die Lakandonen-Indianer gebrauchten den Tee als Aphrodisiakum. Er stärkt den Penis.

Inhaltsstoffe und Wirkung: Diese außergewöhnlich große Schachtelhalmart wurde bisher nicht auf ihre wirksamen Inhaltsstoffe untersucht.

Schafgarbe (Achillea millefolium)

Herkunft: Die Schafgarbe wächst von Europa bis zum Nordkap. Sie ist eine Wiesenpflanze, die sowohl in der Ebene als auch in alpinen Regionen anzutreffen ist.

Aussehen: Die Pflanze hat einen kräftigen, unterirdisch krie-
chenden Wurzelstock, aus dem gefiederte Blätter sprießen.
Die kleinen weißen oder rosa Blüten stehen am Ende eines
Stengels in kleinen und großen Dolden zusammen.
Geschichte: Schon Archillis soll die Scharfgarbe als ein Heilkraut benutzt haben. Während der gesamten Antike gab es
kaum eine Krankheit, die nicht mit diesem Kraut behandelt
wurde. Im Mittelalter stand die Scharfgarbe besonders
wegen ihrer blutstillenden Wirkung im Vordergrund. Ein
beliebtes Rauschmittel war sie für amerikanische Indianerstämme, die einen Sud aus Pflanzenteilen tranken und dann
ihren Geist auf die Suche nach Visionen schickten.
Inhaltsstoffe und Wirkung: Die Pflanze enthält ätherisches
Öl, ein Alkaloid, Harz, Gerbstoffe, Glykoside und organische
Säuren. Das Schafgarbenöl wirkt entspannend und harmonisierend auf den gesamten Organismus. Als Aphrodisiakum
werden noch heute Schafgarben-Tees getrunken oder Teile
der Pflanze gekaut und ausgesaugt. Die Volksmedizin schätzt
die Droge als appetitanregendes und verdauungsförderndes
Mittel. Wegen der blutgerinnungsfördernden und entzündungshemmenden Eigenschaften werden für die modernen
Medizin viele Arzneimittel auf der Basis von Schafgarbe hergestellt.

Schraubenpinie (Pandanus species)

Herkunft: Schraubenpinien wachsen in den tropischen
Zonen Asiens und Afrikas und sind auch auf verschiedenen
indischen Inseln heimisch.
Aussehen: Die vielen Arten der Gattung unterscheiden sich
optisch kaum. Meist entwickeln sie einen 20 m hohen
Stamm, der durch gespreizte Stelz- und Luftwurzeln im
Boden verankert ist. Die leicht verzweigten Äste besitzen
große, spiralförmig angeordnete, faserige Blätter, die oftmals mit Dornen versehen sind. Die Schraubenpinie trägt
große, bunte, segmentierte Sammelfrüchte.

Geschichte: Afrikanische Eingeborenenstämme flechten aus den stabilen Blättern des Baumes Unterlagen und Matten. Die Früchte lassen sich zu berauschenden Getränken verarbeiteten. Auf den Seychellen braut man aus den Luftwurzeln, die an einen erigierten Penis erinnern, ein aphrodisierendes Getränk.

Inhaltsstoffe und Wirkung: Die Gattung Pandanus ist kaum erforscht. Bekannt ist, daß die Früchte des Baumes das stark psychedelisch wirkende Dimethyltryptamin (DMT) enthalten. Die Früchte des Baums sind in einigen Teilen Asiens als Nahrungsmittel verbreitet.

Sellerie (Apium graveolens)

Herkunft: Der Sellerie stammt ursprünglich aus dem südeuropäischen Raum, er ist inzwischen aber weltweit verbreitet. Er liebt salzige, feuchte Böden und ist an den Küsten der Nord- und Ostsee sowie an feuchten Sümpfen und Gräben wildwachsend anzutreffen.

Aussehen: Die alte Garten- und Gemüsepflanze hat eine rübenförmige Wurzel. Im ersten Jahr treibt sie nur würzig duftende, gefiederte Blätter. Im zweiten Jahr bilden sich einige grundständige Blätter und ein kräftiger Hauptstengel mit Dolden, die zwischen Juni und Oktober viele kleine, grünlichweiße Blüten bilden.

Geschichte: Die bei Ägyptern, Griechen und Römern bekannte Nutz- und Heilpflanze wurde sehr verehrt und war dem Gott der Unterwelt geweiht. Als Glücksbringer hatten die Knollen in jedem Haus einen festen Platz. Im frühen Mittelalter kam sie über die Alpen nach Deutschland, konnte sich als Kulturpflanze jedoch erst im 18. Jahrhundert einbürgern. Die Volksheilkunde erkannte zunächst seine harntreibende Wirkung und setzte sie bald auch als sexuelle Stimulanz ein. Aus dieser Zeit stammen viele bekannte Volksreime und Lieder über den Sellerie, die seine liebesfördernden Eigenschaften rühmen. Vor allem ein frischer Salat soll umgehend stürmische Liebesglut entfachen.

Inhaltsstoffe und Wirkung: Als Wirkstoffe der Sellerieknolle gelten ein ätherisches Öl und viele Mineralstoffe wie Eisen, Kalzium, Schwefel und Phosphor. Der Genuß von rohen, frischen Wurzelstücken verleiht Kraft und hält fit und gesund. Neben den harntreibenden, entzündungshemmenden und antibakteriellen Wirkungen macht sich die moderne Gewürzheilkunde auch seine aphrodisischen und potenzsteigernden Eigenschaften zunutze und verordnet Sellerie bei sexueller Unlust und Impotenz.

Senf (Brassica nigra)

Herkunft: Den Senf findet man in fast allen Teilen Europas. Kultiviert wurde er auch in Skandinavien, Nord- und Südamerika, Ostasien und Australien.

Aussehen: Die Pflanze besitzt eine schlanke, spiralenförmige Wurzel, die einen etwa 2 m hohen Stengel mit in Büschen zusammenstehenden Blüten austreibt. Aus dem Fruchtknoten der Pflanze entwickelt sich nach der Blüte eine kleine Schote, in der viele rotbraune Samen enthalten sind.

Geschichte: Bereits im 4. Jahrhundert v. Chr. erwähnt Theophrast Senf als Kulturpflanze. Doch sein Gebrauch in der uns bekannten Pastenform kam erst gegen Anfang des 13. Jahrhunderts auf. Dazu wurden die Samenkörnchen in unreifem Traubensaft oder Most zerstoßen. Senfkörner fanden schon im Altertum als Gewürz und Heilmittel Verwendung. Dabei wurden auch ihre potenzsteigernden Eigenschaften entdeckt, was in der Folgezeit zu einem Anbauverbot in Klöstern führte. Schließlich sollten die heiligen Brüder nicht in Versuchung geführt werden.

Inhaltsstoffe und Wirkung: Die vollreifen Samenkörner enthalten Senfölglykoside, Fettsäuren, Schleime und alkaloidähnliche Verbindungen. Wegen seiner hautreizenden Eigenschaften kommt er bei Rheuma und Bronchitis, bei Gelenk-

und Nervenschmerzen zum Einsatz. Außerdem ist Senf ein verdauungsförderndes Magenmittel, das den Appetit und die Verdauungsdrüsensekretion anregt. Außerdem wirkt Senf potenzsteigernd.

Sonnenblume (Helianthus annuus)

Herkunft: Ursprünglich stammt die Sonnenblume aus den tropischen Gebieten Amerikas. Heute ist sie als genügsame Kulturpflanze in fast allen Teilen der Welt anzutreffen.

Aussehen: Die bezaubernde Riesenblüte dieser Pflanze besteht aus zahlreichen kleinen Röhrenblütchen. Diese sind umgeben von einem leuchtend gelben Kranz aus vielen Zungenblüten. Im Inneren der Blüte entwickeln sich die symmetrisch angeordneten Samen. Der Stamm der Pflanze, der armdick werden kann, ist mit dickflüssigem Mark gefüllt.

Geschichte: Schon vor 3000 Jahren wurde die sagenumwobene Sonnenblume von mexikanischen Indianern kultiviert. Anfang des 16. Jahrhunderts gelangte sie nach Europa und wurde vorwiegend als Garten- und Zierpflanze gepflegt. Die faszinierende Eigenschaft ihrer Blütenköpfe, dem Lauf der Sonne zu folgen, machte sie bei Naturfreunden besonders beliebt, und sie wurde das Symbol von vielen »grünen« Organisationen. Bald entdeckte man die heilenden Eigenschaften des Krauts und der Blütenblätter. Besonders bei Rheuma, Magen- und Darmbeschwerden wurden erstaunliche Heilerfolge erzielt. Die Samen der Blume dienten zudem als Nahrungsmittel und zur Speiseölherstellung. Die Verwendung als Aphrodisiakum geht auf Überlieferungen der alten Mayas zurück, die den Sud ausgekochter Blütenblätter vor einem Liebesabenteuer tranken.

Inhaltsstoffe und Wirkung: Hauptwirkstoff der grünen Blätter und der Blütenblätter ist die Chlorogensäure. Sie ist ein wirkungsvolles sexuelles Stimulanz, das sowohl anregende als auch kräftigende Wirkung auf den Genitalbereich ausübt.

In den schmackhaften Samenkernen der Sonnenblume befinden sich bis zu 40 % Öl, weiterhin Proteine, Kohlenhydrate und Vitamin E, das ebenfalls die Libido positiv beeinflußt. Der hohe Nährwert des Sonnenblumenöls sorgt dafür, das dieses Speiseöl in keiner guten Küche fehlt. Bei sorgfältiger Herstellung ist das cholesterinsenkende Produkt eines der wertvollsten Nahrungsöle überhaupt.

Spargel (Asparagus officinalis)

Herkunft: Spargel ist eine wildwachsende Pflanze des Orients. Er bevorzugt sandige Böden und sonniges Klima. Heute findet man Spargel – wildwachsend oder kultiviert – in Nordafrika, Spanien, Vorderasien, Mittel- und Nordeuropa und sogar in Sibirien.

Aussehen: Die ausdauernde Pflanze verfügt über einen mächtigen Wurzelballen, aus dem verdickte Triebe bzw. Stangen wachsen. Sie sind weißlich gelb mit zartrosa Spitzen oder auch grünlich. Die Pflanze kann sich stark verzweigen und entwickelt bis zu 2 m hohe Stengel. Dort bilden sich nadelartige Büschel als Blätterersatz. Spargelpflanzen tragen während der Blütezeit unscheinbare blasse oder grüngelbe Blüten, woraus sich ziegelrote Beeren mit schwarzem Samen entwickeln. Kultiviert bleibt der Spargel 20 Jahre am selben Standort. Geerntet wird jedes dritte Jahr.

Geschichte: Bereits im Jahre 1100 war Spargel im byzantinischen Reich eine Kulturpflanze und wurde großflächig angebaut. Etwa zur gleichen Zeit erkannte die chinesische Heilmedizin die heilenden Eigenschaften des Spargelkrauts und verordnete es als Hustenmittel. Ägypter und Griechen setzten das Kraut bei Leber- und Nierenerkrankungen ein. Nach Holland, Deutschland und Frankreich kam der Spargel erst im 16. Jahrhundert. Da der Anbau recht schwierig war, blieb er lange Zeit ein königliches Gemüse, an dem sich nur die Reichen erfreuen konnten. Als auch die aphrodisischen Eigenschaften der bekömmlichen Stangen erkannt wurden, nutzte man den Spargel getreu dem Spruch »Wer viel Spargel ißt, hat auch viele Liebhaber.« In jeder denkbaren Variation wurde Spargel zum Bestandteil von Salaten, Suppen, Hauptgerichten und Beilagen.

Inhaltsstoffe und Wirkung: Spargelstangen enthalten reichlich Vitamin B und C und Asparagin, das als Diuretikum und in größeren Mengen als Aphrodisiakum wirkt. Zudem wurde ein Glykosid gefunden, das die Nierentätigkeit anregt und blutreinigende Eigenschaften besitzt. Auch Rheuma- und Gichtkranken ist der Genuß von Spargel zu empfehlen. Traditionell ist das Gemüse Bestandteil des bekannten »Fünfwurzelsirups«.

Sibirischer Ginseng (Eleutherococcus senticosus)

Herkunft: Der sibirische Ginseng ist in östlichen Teilen Asiens, vor allem in den warmen Taiga-Gebieten, sowie auf der japanischen Insel Hokkaido anzutreffen.

Aussehen: Aus dem kräftigen, stark verästelten Wurzelstock des sibirischen Ginsengs sprießt ein 5 m hohes, mehrjähriges Kraut, das fünffächrige Blätter und zierliche, gelbe Blüten trägt.

Geschichte: Schon seit Urzeiten nutzen viele asiatische Kulturen den Wurzelstock der Pflanze als vitalisierendes und aphrodisierendes Mittel.

Inhaltsstoffe und Wirkung: Wie der echte Ginseng erhält auch dieser enge Verwandte die Gesundheit, indem er das Immunsystem kräftigt und den Energiehaushalt harmonisiert. Die in der Wurzel enthaltenen tonisierenden Glykoside verarbeitet die Industrie zu Pillen, Lebenselixieren und Aphrodisiaka. Ginsengkuren stärken bei regelmäßiger Einnahme der Mittel Körper und Geist und steigern das sexuelle Verlangen.

Stachelmohn (Argemone mexicana)

Herkunft: Der Stachelmohn gedeiht in Mexiko an warmen und sonnigen Hängen.

Aussehen: Die krautähnliche Pflanze besitzt mit Stacheln besetzte Blätter und Stiele. Die gelb oder rot leuchtenden Blüten sind weithin sichtbar und bilden farbenprächtige Felder. Nach der Blütezeit entwickeln sich die für diese Gattung typischen Mohnkapseln.

Geschichte: Schon seit vielen Jahrhunderten ist der Stachelmohn eines der besten Heilmittel indianischer Volksstämme. Besonders die Maya und Azteken setzten ihn als schmerzstillendes Mittel bei vielen Leiden ein.

Inhaltsstoffe und Wirkung: Bei Untersuchungen des Stachelmohns konnten zwei leicht narkotisierende Alkaloide festgestellt werden. Heute werden die getrockneten Blätter und Blüten geraucht und finden in erster Linie als Aphrodisiakum Verwendung.

Stechapfel (Datura stramonium)

Herkunft: Die Ursprünge des Stechapfels sind bis heute unklar. Erstmals entdeckte und nutzte man den Stechapfel in Amerika und Asien. Heute ist die Pflanze auch in Mittel- und Osteuropa verbreitet und nahezu in allen gemäßigten und warmen Zonen anzutreffen.

Aussehen: Das einjährige Kraut entwickelt sich auf stickstoffreichem Boden zu einer 120 cm hohen Staude. In den Astgabeln oder an den Spitzen der Äste bilden sich die aufrechtstehenden, kurzgestielten Blüten. Die bis zu 5 cm langen, kastanienähnlichen Früchte enthalten viele kleine, braunschwarze Samen.

Geschichte: Der spanische Arzt Francisco Hernandez brachte den Stechapfel um 1577 aus Amerika in seine Heimat. Andere Gattungen der rund zehn verschiedenen Arten wurden aus Asien eingeführt. Seit vielen Jahrtausenden wird er medizinisch eingesetzt und als Aphrodisiakum genutzt. Im indischen Tantra gilt der Stechapfel als männliche Pflanze, die den kosmischen Zusammenschluß von Mann und Frau erzeugen kann. Der Gott im Menschen wird geweckt, um verborgene Energien zu aktivieren und erotische Gefühle zuzulassen. Aphrodisierende Effekte stellen sich durch Rauchen ein. Auch die orale Gabe in Mischung mit anderen Gewürzen ist weit verbreitet. Leider machte er auch als Giftpflanze von sich reden, da er oft für räuberische Zwecke mißbraucht wurde. Skrupellose Kriminelle mischten Überdosen des Stechapfels unter das Essen und warteten, bis die narkotische Wirkung einsetzte. Das wehrlose Opfer wurde dann beraubt oder vergewaltigt.

Inhaltsstoffe und Wirkung: Alle Pflanzenteile des Stechapfels enthalten Alkaloide, wobei Hyoscyamin (Atropin) das Hauptalkaloid ist. Ein weiteres Alkaloid ist Scopolamin (Hyoscin). Die starke Wirkung der Droge wird durch den hohen Gehalt dieses Alkaloid-Cocktails hervorgerufen. In vorsichtiger Dosierung werden Asthmatiker mit Bronchialkrämpfen mit dem krampflösenden Mittel behandelt. Scopolamin kommt in der Psychiatrie als »ruhigstellende« Droge zum Einsatz. Weltweit anerkannt und erprobt ist die Wirkung als spirituelles Aphrodisiakum. Besonders auf mexikanischen, indianischen und orientalischen Märkten wird Stechapfel als Badezusatz, Salbe und Pomade mit bezaubernden aphrodisischen Eigenschaften angeboten. Die Produkte wecken Lust und Leidenschaft. Stechapfel muß allerdings stets in der jeweils geeigneten Dosierung angewendet werden, um tödliche Vergiftungen auszuschließen.

Steppenraute (Peganum harmala)

Herkunft: Die Steppenraute gedeiht in den wüstenähnlichen Gebieten Asiens und Nordafrikas.

Aussehen: Die etwa 1 m hohe Staude entwickelt eine recht buschige Form und verfügt über ein weitverzweigtes Wurzelwerk, aus dem viele zarte Stengel mit feingegliederten

Blättern und kleinen, weißen Blüten sprießen. In den Frucht-kapseln, die während der Reifezeit eine rötliche Färbung annehmen, liegen mehrere dreikantige, dunkle Samen.

Geschichte: Bereits Dioskurides erwähnt in seinen Aufzeich-nungen unter dem Namen Peganon die Steppenraute als Ritualpflanze. Von Persien gelangte sie nach Indien und wur-de dort als Heil- und Ritualpflanze gepriesen. Auch der Koran lobt die Steppenraute als heilige Pflanze und betont ihre hervorragende Rauschwirkung. Die Samen, die ge-raucht oder in Räucherungen einbezogen werden, vertrei-ben nach dem Volksglauben böse Geister, unterstützen Heil-rituale und initiieren erotische Stimmungen.

Inhaltsstoffe und Wirkung: Kraut und Samen der Pflanze enthalten eine Vielzahl an ß-Carbolinen mit psychotroper und aphrodisischer Wirkung. Außerdem gilt das duftende ätherische Öl, das aus dem Kraut gewonnen wird, als hervor-ragendes Massageöl, das die Muskulatur entspannt. Vor allem in Asien werden aus fast allen Pflanzenteilen der Step-penraute viele unterschiedliche Zubereitungen hergestellt, und man setzt manche davon als stark wirkende Aphrodisia-ka ein.

Stink-Asant (Ferula assa-foetida)

Herkunft: Der Stink-Asant gedeiht in Afghanistan und Zen-tralasien.

Aussehen: Die ausdauernde Staude besitzt eine Rübenwur-zel, aus der fiederschnittige Blätter und ein kräftiger, stark verzweigter Stengel mit Doldenblüten wachsen.

Geschichte: Ihr Milchsaft fließt durch alle Pflanzenteile. Er gilt seit Urzeiten als herausragendes Heilmittel und Aphrodi-siakum. Aus dem Milchsaft wird durch Lufttrocknung ein Granulat gewonnen. Der Volksmund bezeichnete das Granu-lat früher als Teufelsdreck. Es wurde erfolgreich bei der Behandlung von Gelbsucht, Epilepsie und verschiedenen Krämpfen verabreicht.

Inhaltsstoffe und Wirkung: Der Stink-Asant wird heute gewerblich angebaut. Er enthält ätherisches Öl, Harze und Gummi. In der ayurvedischen und in der tibetischen Volksmedizin zählt der Stink-Asant zu den begehrtesten Heilpflanzen. Die Wirksamkeit als Aphrodisiakum wurde durch wissenschaftliche Untersuchungen einwandfrei bestätigt und ist auf das Öl der Pflanze zurückzuführen.

Stinkmorchel (Phallus impudicus)

Herkunft: Die Stinkmorchel wächst in schattigen Wäldern in ganz Europa.

Aussehen: Der Pilz entwickelt sich aus einem unterirdischen Fadengeflecht, das manchmal auch als Teufelsei bezeichnet wird. Seinem Namen zur Ehre verströmt er einen ekelerregenden Aasgeruch. Seine Form erinnert, wie viele andere Pilze auch, an einen erigierten Penis.

Geschichte: Vermutlich nutzten schon die Menschen des Mittelalters die Stinkmorchel als Aphrodisiakum. Da es aber weder Beschreibungen noch Rezepturen über die Verarbeitung und Einnahme gibt, war der Gebrauch eher von Mißerfolgen gekrönt und wurde wohl deshalb nicht weiter verfolgt.

Inhaltsstoffe und Wirkung: Bisher existieren keine genauen Untersuchungen über die Inhaltsstoffe des Pilzes.

Süßholz (Glycyrrhiza glabra)

Herkunft: Das Süßholz hat seine Heimat in den Mittelmeerregionen, in Südosteuropa und Zentralasien. Heute ist die Gattung mit ihren vielen verschiedenen Arten auf allen fünf Kontinenten anzutreffen.

Aussehen: Das ausdauernde, mächtige Kraut wird 150 cm groß. Die Pflanze hat gefiederte Blätter, die an den Unterseiten mit einer harzigen Substanz bedeckt sind. Zwischen Juli und August erscheinen blaue oder violette Blüten, die einen traubenförmigen Blütenstand bilden. Daraus entstehen Hülsenfrüchte, in denen sich kugelige Samen befinden.

Geschichte: Das Süßholz gehört zu den ältesten Heilmitteln überhaupt und wurde schon Jahrhunderte vor Christi Geburt verwendet. Alte ägyptische Papyrusrollen erwähnen das Süßholz als Medizin bei Katarrhen der Luftwege. Auch die heute beliebten Lakritzteilchen sind keine Errungenschaft der Neuzeit. Sie wurden schon zu Anfang unserer Zeitrechnung aus dem eingedickten Saft der Wurzel hergestellt.

Inhaltsstoffe und Wirkung: Das altbewährte Hausmittel gegen Husten, Magen- und Darmprobleme ist noch heute Bestandteil von Brusttees und wird in zahlreichen Medikamenten als Geschmacksverbesserer eingesetzt. Auch die Lebensmittelindustrie verwendet Süßholz als Bestandteil verschiedener Süßigkeiten und Spirituosen. Inhaltsstoffe sind vor allem der Süßstoff Glycyrrhizin, einige Glykoside, Gerbstoffe, Flavonoide und ätherisches Öl. Als Aphrodisiakum ist die Süßholzwurzel seit Jahrhunderten Bestandteil erotisierender Rauschmischungen. Heute weiß man, das besonders das weibliche Geschlecht durch den Genuß von Süßholzprodukten sexuell angeregt wird. Allein die Redewendung »Süßholz raspeln« enthüllt mehr als 1000 Worte.

Süßkartoffel (Ipomoea batatas)

Herkunft: Die Heimat der Süßkartoffel sind vermutlich Mittelamerika und die nördlichen Gebiete Südamerikas. Angebaut wird sie in allen tropischen und subtropischen Regionen der Welt.

Aussehen: Die ausdauernde Kulturpflanze kann je nach Bedarf ein-, zwei- oder dreijährig herangezogen werden. Sie entwickelt lange, kriechende Stengel, an denen sich gestielte Blätter und rote oder violette Blüten bilden. Die Kapselfrucht enthält nur wenige, meist gar keine Samen. Während der Wachstumsphase entwickeln sich die Wurzelsprossen zu gelblichen oder purpurfarbenen Knollen, die im Herbst geerntet werden.

Geschichte: Die Süßkartoffel ist eine sehr alte Kulturpflanze, die schon vor Jahrtausenden von Indianern angebaut und als Nahrungsmittel zubereitet wurde. Auch in japanischen und chinesischen Kulturkreisen war sie, besonders wegen ihres süßlichen Geschmacks, sehr beliebt und ist in diesen Ländern noch heute weit verbreitet. Nach Europa brachte die mehlige Knolle Kolumbus.

Inhaltsstoffe und Wirkung: Das nährstoffreiche Fleisch der Süßkartoffel enthält Stärke, Zucker, Provitamin A und verschiedene hormonähnliche Stoffe. Berichte aus unterschiedlichen Kulturkreisen bestätigen ihre aphrodisierende Wirkung, sofern sie in großen Mengen verspeist wird. Besonders Frauen sollen sich nach reichlichem Genuß stimuliert fühlen. Ihre Wirkungsweise ist bis heute nicht erforscht und deshalb nicht belegbar. In der Medizin spielt die Süßkartoffel keine Rolle, in der Industrie gilt sie aber als wichtiger Rohstoff zur Herstellung von Stärkemehl und Spiritus.

Teestrauch (Thea sinensis)

Herkunft: Der Teestrauch ist in ganz Asien beheimatet und wird heute auf großen Plantagen in China, Indien, Japan und Sri Lanka angebaut.

Aussehen: Wildwachsende Teesträucher werden 10 m hoch. Der Teestrauch hat lange, leicht gezackte, lederartige Blätter und weiße Blüten. In Plantagen werden die Sträucher auf etwa 1 m zurückgeschnitten. Die Blätter und Knospen junger Pflanzen werden erst nach drei Jahren erstmalig gepflückt. Kurz nach der Ernte getrocknete Blätter ergeben grünen Tee. Aus fermentierten Blättern erhält man schwarzen Tee.

Geschichte: Im Schrifttum taucht der Teestrauch erstmals im Jahr 221 v. Chr. auf, als er in einem chinesischen Dokument zum steuerpflichtigen Produkt erklärt wird. Der Sage nach brachte ihn ein Jünger Buddhas nach China. Von dort aus trat der Tee seinen Erfolgszug um den ganzen Erdball an.

Das Zubereiten und Trinken von Tee ist vor allem in asiatischen Ländern ein meditatives Ritual. Kaum eine andere Pflanze hat es geschafft, als Genußmittel, Heilmittel und Aphrodisiakum bis heute so beliebt und geschätzt zu sein.

Inhaltsstoffe und Wirkung: Tee enthält anregendes Coffein, Theobromin und Theophyllin. Die im Tee enthaltenen Gerbstoffanteile sind wesentlich höher als z. B. im Kaffee. In der Medizin werden die sogenannten Purine gegen Angina Pectoris und bei Asthma eingesetzt. Tee wirkt sanft anregend auf Körper und Geist. Je kürzer man einen frischen Teeaufguß ziehen läßt, desto mehr Coffein enthält das Getränk. Als Aphrodisiakum wird er meist mit anderen, stärkeren Substanzen kombiniert.

Tollkirsche (Atropa belladonna)

Herkunft: Die Tollkirsche ist eine Schattenpflanze und in fast allen Teilen Europas anzutreffen. In den Alpen wächst sie bis in Höhenlagen von 1650 m. Außerdem findet man sie im Osten des Kaukasus, im Iran und in Kleinasien.

Aussehen: Die 1–2 m hohe Staude bildet in den Blattachseln der einzelnen, aufrechten Stengel gestielte, überhängende Blüten, deren glockenförmige Blütenkrone außen violett und innen mattgelb scheint. Die gesamte Blüte wird netzförmig von purpurroten Adern durchzogen. Während der Fruchtreife entwickeln sich die etwa kirschgroßen, schwarzglänzenden Beerenfrüchte.

Geschichte: Die Tollkirsche wurde im Altertum von Theophrast zur Schwester der Alraune ernannt. Zwischen Euphrat und Tigris war sie als ausgezeichnetes Heilmittel im Einsatz. Auch ihre giftigen Eigenschaften hatte man bestens im Griff und in Arzneibüchern verzeichnet. Die thessalischen Hexen brauten mit Wurzelstücken der Pflanze einen berauschenden Liebestrank. Noch im Mittelalter verführte man mit dem Trank Mädchen zur Unkeuschheit.

Inhaltsstoffe und Wirkung: In der Droge der Tollkirsche sind bis zu einem Prozent Alkaloide enthalten. Die wichtigsten sind Atropin, Scopolamin, Belladonnin, Tropin und Scopin. Für medizinische Zwecke verwendet man meist bestimmte Extrakte der Droge, besonders extrahiertes Atropin. Sie gelten in erster Linie als krampflösende Mittel und werden bei entsprechenden Beschwerden im Magen-, Darm- oder Gallenblasenbereich eingesetzt. Atropin hemmt die Drüsensekretion und wirkt pupillenerweiternd, weshalb es für jeden Augenarzt unentbehrlich ist. Als Aphrodisiakum verwendet, hat die Tollkirsche psychedelische und berauschende Eigenschaften. Aufgrund der hochwirksamen Alkaloide muß jedoch unbedingt auf die richtige Dosierung geachtet werden, da übermäßiger Gebrauch zur Atemlähmung führt. Die Grenze zwischen tödlicher Überdosis und lustvollem Rausch ist hauchdünn. Dies gilt für nahezu alle Stoffe, die Alkaloide und bewußtseinsverändernde Substanzen enthalten. Von Selbstversuchen muß dringend abgeraten werden.

Tollkraut (Scopolia carniolica)
Herkunft: Die Ursprünge des Krautes vermutet man in Osteuropa. Am häufigsten begegnet man ihm heute in schattigen Wäldern der Alpen und der Karpaten.
Aussehen: Das krautige Gewächs ist zweijährig, wird bis zu 70 cm hoch und entwickelt violette Glockenblüten.
Geschichte: Dieses Kraut wurde vielen Bewohnern der Alpenländer zum Verhängnis. Während einige die Wurzel der Pflanze als Zaubermittel und Aphrodisiakum einsetzten, mißbrauchten andere das Gewächs für hinterhältige Giftmorde. Vielleicht liegt darin der Grund, daß Tollkraut trotz seiner offensichtlichen aphrodisierenden Eigenschaften einen zweifelhaften Ruf besitzt.
Inhaltsstoffe und Wirkung: Sämtliche Pflanzenteile des Tollkrautes enthalten Tropin-Alkaloide. Auch Hyoscyamin und Chlorogensäure sind in hohen Dosen enthalten. Der Gebrauch der Wurzel als Aphrodisiakum endete in der Ver-

gangenheit oft mit dem Tod. Oft tritt die tödliche Wirkung
erst nach mehreren Stunden ein.

Vanille (Vanilla planifolia)

Herkunft: Die Heimat der Vanillepflanze ist Mittelamerika.
Zu den Hautproduzenten und -exporteuren zählen Mexiko,
Puerto Rico, Madagaskar und Réunion. Die USA, Frankreich
und Deutschland sind die größten Importeure der natürlichen Vanille.

Aussehen: Vanille ist die Kapselfrucht einer fleischigen, klet-
ternden Orchidee. Man findet sie wildwachsend in tiefgele-
genen tropischen Wäldern. Die Pflanze windet sich über
30 m hoch. Sie bildet Luftwurzeln, hat längliche Blätter und
grünliche Blüten. Ihre Bestäubung kann nur durch eine einzige Bienenart übernommen werden, die in Mexiko beheimatet ist. In Anbaugebieten, wo das Insekt fehlt, wird die
Vanillepflanze künstlich befruchtet. Nach der Bestäubung
der Blüten entwickelt sich die 20–30 cm lange Vanilleschote.

Geschichte: Die in Mexiko eingefallenen Azteken nutzten die
Vanilleschote über Jahrhunderte als Gewürz, Aphrodisia-
kum und Huldigungsgabe an ihren Herrscher. Der Spanier
Bernal Diaz berichtete um 1520, daß der Herrscher Monte-
zuma sich täglich ein mit gemahlener Vanille gewürztes
Schokoladengetränk servieren ließ. Ende des 16. Jahrhun-
derts gab man das köstliche Gewürz auch in Europa in den
Kakao. Um 1841 fand man eine Methode, die Vanillepflanzen
künstlich von Hand zu befruchten, und konnte somit die
Monopolstellung Mexikos auflösen.

Inhaltsstoffe und Wirkung: In der Gewürzheilkunde bedient
man sich der Vanille bei Hauterkrankungen (wie Ekzemen)
und Augenleiden. Sie wirkt hautreinigend, antimikrobiell
und entzündungshemmend. Besonders geschätzt wird sie
wegen ihrer pilztötenden Wirkung, was sie zu einem beliebten Heilmittel bei Pilzinfektionen und Pilzbefall macht. Vanil-

le wirkt außerdem auf den Blutkreislauf, womit ihre aphrodisische Wirkung erklärt werden kann. Die wichtigsten Inhaltsstoffe sind Vanillin, Vanillinalkohol, Essigsäure und Phenol.

Wassernabel (Hydrocotyle Asiatica Minor)

Herkunft: Das fernöstliche Gegenstück zu unserem »Jungbrunnen« ist das Verjüngungskraut Fo-Ti-Tieng (Wassernabel). Mit seinen purpurroten Früchten ist das Kraut in ganz Asien an schattig feuchten Plätzen anzutreffen.

Aussehen: Aus der unterirdischen, stark verzweigten Wurzel entspringen mehrere Blattstiele, die mit fleischigen, runden Blättern besetzt sind. Das mehrjährige Kraut entwickelt unscheinbare Blütendolden und runde, purpurfarbene Früchte.

Geschichte: In Asien ist das Kraut schon lange Zeit bekannt und wird auch als Gotu kola bezeichnet. Seit vielen Jahren gelten die Extrakte der Pflanze als Verjüngungsmittel mit der göttlichen Gabe, das Leben zu verlängern. Außerdem wird der Sud als kräftigendes Liebeselixier eingenommen.

Inhaltsstoffe und Wirkung: Da die Erforschung vieler fernöstlicher Pflanzen noch am Anfang steht und hauptsächlich im Interesse pharmazeutischer Konzerne durchgeführt wird, ist bisher nur ein Alkaloid bekannt, das aus den Blättern isoliert wurde und der Anregung der Nebennierendrüsen dient.

Die frischen Blätter des Krauts sind in Asien ein preiswertes und beliebtes Gemüse. Besonders im getrockneten Zustand besitzen die Blätter jugenderhaltende und aphrodisische Eigenschaften.

Weinrebe (Vitis vinifera)

Herkunft: Der Ursprung der Weinrebe ist vermutlich Kleinasien. Schon vor gut 5000 Jahren wurde sie kultiviert und war im gesamten Zweistromland verbreitet. Heute ist die Weinbaukultur in nahezu allen Teilen der Welt anzutreffen.

Aussehen: Frei wachsende Reben erreichen die imposante Länge von 20 m. Die meisten Kulturen schneiden Winzer nach speziellen Methoden zurecht, dadurch wird eine opulente Ernte erreicht. Zwischen Mai und Juni entwickeln die Pflanzen grünliche Blüten, die in Rispen zusammenstehen. Nach der Befruchtung entstehen die roten, grünen oder gelben Weinbeeren.

Geschichte: Die Weinrebe stand bei Griechen und Ägyptern in hoher Gunst. Als Kultsymbol des Weingottes Dionysos zierte sie Statuen und Gebäude der Antike. Wein zählte in altorientalischen Kulturen zu den heiligen Getränken. Meist wurde er mit Zauberkräutern vermischt und getrunken, bis sich glühendes Verlangen regte. Nicht selten endeten die Feste zu Ehren des Dionysos durch den reichlichen Genuß des aphrodischen Getränkes orgiastisch. Der Wein war, wie kaum eine andere Pflanze, ein Symbol für berauschende Sinnesfreuden, hohe Fruchtbarkeit und den unbeschreiblichen Reichtum der Erde.

Inhaltsstoffe und Wirkung: Frisch gepflückte Reben enthalten Wasser, Kohlenhydrate, Proteine, Kalium und eine Vielzahl an Vitaminen. Sie wirken blutbildend und sind ein hervorragender Energiespender. Seine aphrodisierende Wirkung ist auf den Alkoholgehalt zurückzuführen. In Asien sind aus Wein gebrannte Schnäpse die besten Stimmungsmacher. Leider wird aus dem ältesten Genußmittel der Menschheit immer öfter ein chemisch verfälschtes Produkt, das mit dem köstlichen Rebensaft der Vergangenheit kaum etwas gemein hat.

Wermut (Artemisia absinthium)
Herkunft: Ursprung des Wermuts sind die Mittelmeerländer. Heute wächst die Pflanze in ganz Europa.
Aussehen: Die ausdauernde Pflanze trägt gefiederte Blätter,

die mit seidig glänzenden Haaren bedeckt sind. Zwischen Juli und September bilden sich kleine, mattgelbe Blütenköpfe, die einen stark aromatischen Geruch verströmen.

Geschichte: Wermut ist der jungen und schönen Göttin Artemis geweiht und seit Jahrtausenden wegen seiner Heilkräfte hoch geschätzt. Schon die Araber und Kelten empfahlen seine Anwendung, und die Heilkundigen der Antike setzten ihn geradezu als ein Allheilmittel ein. Die frischen Zweige der Pflanze dienten in heiligen Liebesritualen als Aphrodisiakum. In Meisterwerken der Literatur wird häufig der aus Wermut hergestellte Absinthlikör erwähnt, der Anfang des 19. Jahrhunderts große Erfolge feierte. Er stand im Ruf, die Sinne außerordentlich zu beflügeln. Übermäßiger Genuß führte jedoch zu akuten Vergiftungen und Erblindung, weshalb Absinth bis heute einem Herstellungsverbot unterliegt.

Inhaltsstoffe und Wirkung: Wermut enthält ätherisches Öl, Bitterstoffe, Absinthin, Harz und Gerbstoffe. Als aphrodisisch wirksamer Stoff wurde Thujon isoliert, der außer seiner Eigenschaft, die körperliche Liebe zu beflügeln, bei Überdosierung überaus toxisch wirkt. Doch noch heute erfreut sich Wermut als Stimmungsmacher großer Beliebtheit und wird in sanfter Dosierung geraucht. In der Medizin gilt er als anregende, antiseptische, tonische und verdauungsfördernde Droge. In der Gynäkologie werden isolierte Inhaltsstoffe der Pflanze zur Behandlung von Menstruationsbeschwerden und Unterleibsproblemen eingesetzt.

Ylang-Ylang (Cananga odorata)

Herkunft: Der immergrüne Baum hat seinen Ursprung in Südostasien und ist heute auf Madagaskar, Sumatra, Sansibar, Java und den Philippinen anzutreffen.

Aussehen: Der nur in den Tropen gedeihende Ylang-Ylang-Baum wird 20 m hoch. Da der Hauptstamm schwach ausgebildet ist, droht der Baum, bei Stürmen umzustürzen. Die leicht herabhängenden Äste werden in Kulturen deshalb alle zwei Monate beschnitten. Der Baum trägt das ganze Jahr über große, gelbe, stark duftende Blüten. Geerntet wird kurz vor Sonnenaufgang, damit das leicht flüchtige ätherische Öl nicht verlorengeht.

Geschichte: Schon sehr früh wurden die Blüten des Baums als Heilmittel benutzt. Die Molukken wußten aus Kokosfett, Ylang-Ylang- und Curcuma-Blüten eine wundervolle Paste herzustellen, die als fiebersenkendes Mittel, bei Hauterkrankungen und als Körperpflegemittel diente. In Indonesien war es in der Hochzeitsnacht Brauch, Ylang-Ylang-Blüten über das Bett des Paares zu streuen, um eine beglückende und aufregende Nacht zu garantieren. Die Blüten verströmen einen betörenden Duft, so daß sie von alters her als Aphrodisiakum gelten.

Inhaltsstoffe und Wirkung: Als Hauptwirkstoff der Ylang-Ylang-Blüten gilt das duftende Öl. In der Aromatherapie hat es sich einen bedeutenden Platz erobert und wirkt entkrampfend, entspannend, ausgleichend und sanft erotisierend. Vor allem Menschen, die unter starkem Leistungsdruck stehen, entspannen sich herrlich unter dem Einfluß des Öls, das in Duftlampen, als Badezusatz oder als Massageöl verwendet wird. Außerdem wird es in der Naturmedizin als libidoförderndes Mittel verordnet.

Yohimbe (Corynanthe yohimbe)

Herkunft: Heimat des Yohimbe-Baums sind die tropischen Wälder von Nigeria und Kamerun sowie der Kongo.

Aussehen: Der mächtige, 25 m hohe Baum erinnert etwas an unsere Eiche. Seine Blätter besitzen eine ovale Form und laufen an den Enden spitz zu. Die Blüten stehen in buschigen Ständen zusammen und bilden geflügelte Samen. Die dicke, graubraune Rinde ist mit Längs- und Querrissen übersät und häufig mit Flechten bewachsen.

Geschichte: Schon seit vielen Jahrtausenden wird die Rinde des Baumes als Aphrodisiakum genutzt. Als Teeaufguß wird der Sud schluckweise getrunken, bis sich sexuelle Erregung einstellt. Auch als Einweihungstrank bei verschiedenen Ritualen hat der Rindenaufguß dieses heiligen Baumes seinen Platz. 1896 gelang es dem deutschen Forscher Spiegel, aus der Rinde das Alkaloid Yohimbin zu isolieren, das in der Folgezeit große Bedeutung in der westlichen Medizin erlangte.

Inhaltsstoffe und Wirkung: Das bedeutende Indol-Alkaloid Yohimbin findet sich in der Baumrinde. Wissenschaftliche Untersuchungen bestätigten die aphrodisische Wirkung, und so wurde Yohimbin zu einer wirkungsvollen Arznei bei sexuellen Störungen. In der westlichen Medizin ist Yohimbe eines der wenigen anerkannten Aphrodisiaka. Die Rinde kann abgekocht getrunken werden und wirkt angenehm erwärmend, stimulierend und sexuell erregend.

Zimt (Cinnamomum zeylanicum)

Herkunft: Die ursprüngliche Heimat des Zimtbaumes ist China. Heute ist er in Sri Lanka, Indonesien, Brasilien, Indien und auf den Inseln des Indischen Ozeans heimisch. Nach Meinung vieler Sachkundiger wächst der beste Zimt in Sri Lanka.

Aussehen: Zimtbäume wachsen bis zu 15 m hoch, werden aber in Zimtkulturen durch Zurückschneiden auf einer Höhe von etwa 3 m gehalten. Sie haben große, ledrige Blätter und bilden kleine, grünliche Blüten und Früchte. Der immergrüne Baum verströmt das ganze Jahr über den typischen Zimtgeruch. Blätter und Zweige liefern durch Destillationsverfahren das dickflüssige Zimtöl. Zur Gewürzgewinnung dient die weniger als einen Millimeter dicke Innenrinde kleiner Zweige. Sie wird geschält, getrocknet und gelangt zusammengerollt als Stangenzimt in den Handel.

Geschichte: Zimt ist eines der ältesten Heilmittel und wurde schon vor 4700 Jahren in chinesischen Kräuterbüchern erwähnt. Im Altertum schätzte man ihn als eines der kostbarsten Gewürze. Neben seinem Gebrauch als Würz- und Heilmittel wurde er als Aphrodisiakum auf die Genitalien gestrichen, um das Liebesspiel zu bereichern und zu versüßen. Nach Europa gelangte er durch Entdeckungsreisende des 15. und 16. Jahrhunderts. Die Portugiesen eroberten hauptsächlich wegen des Zimtes das Königreich Ceylon, wurden aber bereits 1636 von den Holländern vertrieben, die fortan das Handelsmonopol des weltweit begehrten Gewürzes übernahmen. Erst als 1796 die britische Ostindische Gesellschaft gewaltsam eingriff, endete die Vorherrschaft der Holländer.

Inhaltsstoffe und Wirkung: Die bekanntesten Wirkstoffe von Zimt sind Zimtaldehyd, Eugenol, Trans-Zimtsäure und einige Gerbstoffe. Scharfriechendes Zimtöl ist schon seit langer Zeit ein bekanntes Volksheilmittel gegen Erkältungskrankheiten. Die Gewürzheilkunde macht sich besonders die antiseptischen, antimikrobiellen, kreislaufstimulierenden, durchblutungs- und verdauungsfördernden Eigenschaften des Zimtes zunutze. Auch für aphrodisische Zwecke wird auf Zimt zurückgegriffen. Er harmonisiert Körperrhythmen, stimuliert sämtliche Körperkreisläufe und öffnet Körper und Geist für ein aufregendes und erfülltes Liebesspiel.

Rezepte

● ●

Tees und Getränke

Ginsengtee
Zur Stärkung der Geschlechtsorgane hat sich vor allem eine Teemischung mit pulverisierter Ginsengwurzel bewährt. Besonders geeignet ist eine Teekur mit nachfolgendem Rezept.

10 g pulverisierte Ginsengwurzel
10 g frisch geriebener Ingwer
10 g Süßholz
1 kleingeschnittene Dattel

Geben Sie alle Zutaten in einen Topf mit einem halben Liter Wasser und lassen Sie die Mischung kurz aufkochen. Nach etwa 5–10 Minuten abseihen und nach Belieben mit Rohrzucker oder Honig süßen. Um den bestmöglichen Erfolg zu erzielen, sollten Sie diese Mischung mehrmals im Jahr als Kur anwenden. Trinken Sie den Ginsengtee dabei einmal täglich über einen Zeitraum von mehreren Wochen. Ginseng wirkt nämlich nur bei regelmäßiger Einnahme! Natürlich können Sie den Ginsengtee auch bedenkenlos über einen längeren Zeitraum zu sich nehmen.

Kakao à la Mexicana

Für Schleckermäuler ist Kakao à la Mexicana ein echter Hochgenuß. Es füllt den Magen und weckt den Hunger nach exotischen Abenteuern.

25 g Kakaobohnen
25 g Maismehl
1 Prise Chilipulver
1 TL Zimtpulver
1 Prise Vanillezucker (mit echter Bourbon-Vanille)
1 EL Maticopfeffer (falls vorhanden)
3–4 Körner Piment
100 ml Wasser

Akazienhonig zum Süßen nach Belieben.
Rösten Sie die Kakaobohnen leicht in einer Pfanne, und mahlen Sie die Bohnen anschließend. Vermischt mit dem Maismehl verrühren Sie den Kakao mit warmem Wasser und lassen die Mischung aufkochen. Jetzt brauchen Sie nur noch alle Gewürze zugeben und den Kakao süßen. Köstlich!

Teemischung »Frühlingslust«

Um möglichst fit und gesund in den Frühling zu starten, sollten Sie zwei Wochen lang ein bis zwei große Tassen dieses blutreinigenden Tees zu sich nehmen. Danach können Sie Ihren Frühlingsgefühlen mal so richtig freien Lauf lassen ...

4 EL Sassafrasholz
2 EL Guajakholz
2 EL Schachtelhalm (evtl. Schachtelhalm-Frischpflanzenextrakt)
2 EL kleingeschnittene Sellerieblätter
2 EL Brennesselsamen
2 EL Bohnenkraut
4 EL geriebene Petersilienwurzel

Für eine Tasse Tee überbrühen Sie 1 EL der Mischung mit kochendem Wasser. Lassen Sie den Tee etwa 5–8 Minuten ziehen, bevor Sie ihn abgießen. Zweimal am Tag eine Tasse – und dies 14 Tage lang – wirkt wie eine Verjüngungskur.

Guaranaelixier

1 Handvoll Guaranasamen
1 l Wasser

Zerkleinern Sie die Samen in einem Mörser und übergießen Sie sie mit dem kochenden Wasser. Nach 10 Minuten Zieh-dauer können Sie den abgegossenen Sud genießen. Vorsicht, die erregende Wirkung setzt schnell ein! Die Samen können Sie bis zu dreimal für einen Aufguß benutzen.

Alkoholische Getränke und Tinkturen

Aphrodisischer Wein

30 g Vanillestange
30 g gemahlener Zimt
30 g Ginseng
30 g Rhabarber
1 l Malaga oder Chablis

Die Mischung zwei Wochen ziehen lassen, einmal täglich schütteln. Absieben und eventuell 15 Tropfen Muskateller-salbei zugeben.

African Delight
Die Rinde des Yohimbè-Baums wird in Deutschland in rezeptpflichtigen Medikamenten zur Heilung von sexuellen Störungen eingesetzt. Yohimbè gilt in der Medizin als einzi-

ges wirklich wirksames Aphrodisiakum. Allerdings ist das Mittel nicht sehr verträglich und produziert bei vielen Europäern enorm viele Nebenwirkungen. Wer die Möglichkeit hat, die Rinde des Baums im Ausland oder über andere Quellen zu erwerben, kann folgendes Getränk zubereiten.

25 g Yohimbè-Rinde
4,5 g Vitamin-C-Pulver

Kochen Sie die Yohimbè-Rinde in einem Liter Wasser auf. Lassen Sie den Sud 5 Minuten abkühlen. Geben Sie das Vitamin C hinzu und rühren Sie, bis sich das Vitamin vollkommen aufgelöst hat. Das Getränk weitere 15 Minuten stehenlassen, durch ein feines Sieb gießen und in kleinen Schlucken trinken. Sie sollten beim ersten Mal auf keinen Fall den gesamten Liter trinken, sondern die Menge langsam steigern. Den Rest frieren Sie ein. Das Vitamin C sorgt für einen sauren Geschmack und hilft, die Alkaloide aus dem Holz zu lösen. Etwas Honig, kurz vor der Einnahme untergerührt, verbessert den Geschmack.

Träumerische Blütenlust

Muskatblüten – auch Macis genannt – sind als Essenz erhältlich. Sie bringen so manches Herz zum Träumen. Ein guter Grund, folgendes Rezept zuzubereiten.

20 g Paranüsse
20 g süße Mandeln
1/2 TL Kardamom
1 EL Butter oder Pflanzenmargarine
1/2 l Milch
etwa 5 EL Bienenhonig
10 Tropfen Muskatblütenessenz

Die Nüsse und die Mandeln werden fein zermahlen oder zerstampft. Vermischen Sie Nüsse und Mandeln mit dem Kardamom. In einer Pfanne Butter zerlassen und Nüsse, Mandeln und Gewürz vorsichtig anbräunen. Die Milch erwärmen und langsam unter Rühren zu der Nuß-Gewürz-Mischung geben. Nun wird der mit der Muskatblütenessenz vermischte Honig in der Milch aufgelöst. Serviert wird die »Träumerische Blütenlust« in kleinen Tassen. Die Wirkung setzt etwa nach einer Stunde ein.

Perfect Love-Likör

40 g ungespritzte Zitronenschale
30 g Thymian
15 g Zimtstangen
2 Vanillestangen
10 g Koriander
10 g Muskatblüte
2 l Korn

Die Vanillestangen der Länge nach aufschlitzen und zusammen mit den anderen Zutaten in den Korn geben und zwei Wochen stehen lassen. Anschließend filtern, mit einem Liter Wasser verdünnen und mit Zuckersirup süßen.

Italienische Essenz

90 g Zimt
60 g Kardamom
60 g Galgant
15 g Gewürznelke
12 g rote Pfefferkörner
8 g Muskat
4 Tropfen Muskatellersalbei-Essenz
1 l Alkohol 90 %

Alle Zutaten in den Alkohol geben und nach einigen Tagen abseihen. Als Aphrodisiakum nehmen Sie 30 Tropfen der Essenz auf einem Stück Würfelzucker ein.

Hypocras – der Wein des Hypokrates
Von dem berühmten Mediziner der griechischen Antike stammt das folgende Weinrezept, das nicht nur aromatisch, sondern zudem für seine stärkende Wirkung auf den Körper – besonders auf die Manneskraft – bekannt ist. Überliefert sind zwei Versionen des Hypocrates.

Variante 1:
125 g süße Mandeln
45 g Zimt
7 g Gewürznelken
9 Tropfen Muskatellersalbei-Essenz
900 g Zucker
350 ml Korn
700 ml Madeirawein

Lassen Sie alles einige Tage durchziehen und gießen Sie den edlen Tropfen nach dem Filtern in eine formschöne, gut verschließbare Glaskaraffe.

Variante 2:
7,5 g Zimt
1 g Ingwer
0,5 g Muskatnuß
0,5 g Gewürznelke
20 Tropfen Bitterorangenöl (Pomeranzenöl)
25 ml hochprozentigen Alkohol
150 ml Ahornsirup
1 l kräftiger Rotwein guter Qualität (z. B. schwerer Burgunder)
Verfahren Sie wie bei Variante 1.

Libido-Energizer (Tinktur)
Besonders kontaktscheue Menschen fliehen häufig in die
Einsamkeit. Dies kann zu Depressionen und einem Verlust
der Libido führen. Bestimmte Pflanzen besitzen die Fähigkeit, den Menschen zu entspannen, seine Phantasie und die
Libido wieder anzuregen. Folgende Mischung ist besonders
für Personen mit Kontaktproblemen geeignet.

5 Tropfen Ylang-Ylang-Essenz
5 Tropfen Jasmin absolue-Essenz
10 Tropfen Patschouli-Essenz
1/2 l 70%iger Alkohol

Zucker nach Belieben
Alle ätherischen Öle werden im Alkohol gelöst. Lassen Sie die
Tinktur in einem dunklen, kühlen Raum stehen. Nach einer
Woche wird je nach Geschmack gezuckert. Nehmen Sie täg-
lich mehrere Tropfen der Tinktur vorzugsweise mit Tee ein.

Ginsengwein

1 ganze Ginsengwurzel (frisch oder getrocknet)
0,75 l Reiswein

Geben Sie die Ginsengwurzel in einen Krug und übergießen
Sie sie mit Reiswein. Nach einem Monat Reifezeit können
Sie den Ginsengwein probieren. Trinken Sie täglich ein klei-
nes Gläschen. Übrigens: Die Wurzel verbleibt im Wein, bis
er verbraucht ist. Dann können Sie den Krug wieder mit
Reiswein füllen. Sie können eine Ginsengwurzel bis zu
13mal ansetzen, dann ist ihre Kraft verbraucht. Da der
Wein einen Monat ziehen muß, empfiehlt es sich, nach zwei
Wochen einen zweiten Krug Ginsengwein anzusetzen. Dann
sind Sie für die Zeit gerüstet, in der die erste Wurzel wieder
eingelegt wird.

Vanilletinktur

3 Vanillestangen
$\frac{1}{2}$ l Alkohol 70 %

brauner Rohrzucker nach Belieben
Die Schoten längs aufschlitzen und mit dem Alkohol übergießen. Neun Tage stehenlassen und das Filtrat mit braunem Rohrzucker süßen. Mehrere Tropfen dieser Tinktur zusammen mit Tee oder Kakao täglich einnehmen.

Magic Moon

Besonders bei Vollmondparties am Strand weckt Magic Moon so manchen verborgenen Wunsch.

10 Tropfen Muskatellersalbei-Essenz
2 EL Akazienhonig
20 g Sellerieblätter
20 g Pfefferminzblätter
$\frac{1}{2}$ l Wasser

Bringen Sie das Wasser zum Kochen. Schneiden Sie die Blätter in Streifen und lassen Sie sie 10 Minuten kochen. Den Muskatellersalbei mit dem Honig vermischen und das Getränk damit süßen. Trinken Sie davon ein halbes Schnapsglas.

Wodka Diabolo

1 rote Chilischote
1 l Wodka

Lassen Sie die Schote zwei Wochen im Wodka ziehen. Nachdem Sie die Schote wieder entfernt haben, können Sie ein Schnapsglas des diabolisch scharfen Getränks zu sich nehmen, um das Feuer der Leidenschaft zu entfachen.

Aphrodisische Speisen

Fenchelcreme mit geräucherten Hühnerbruststreifen
Schon in den Zeiten der alten ägyptischen Dynastien war Fenchel – bei uns auch noch unter altdeutschen Begriffen wie Brotsamen oder Finchel im Umlauf – als heilendes und stark aphrodisierendes Mittel bekannt. Sowohl die Knolle wie auch Samen, Stengel und Blätter der Pflanze werden in der feinen Küche verarbeitet.
Fenchelcremesuppe mit Shrimps oder auch mit geräucherten Hühnerbruststreifen ist eine ganz besondere kulinarische Delikatesse, die auch Sie und Ihren Liebsten, bzw. Ihre Liebste, gehörig auf Touren bringen wird. Für die Fenchelcreme benötigen Sie:

500 g Fenchelknollen
200 ml trockenen Weißwein
100 g geräucherte Hühnerbrust
oder
100 g frische oder gefrorene Shrimps
200 ml Hühnerbrühe (Fond oder ersatzweise Brühwürfel)
125 ml Crème fraîche
2 Schnapsgläser Ouzo oder Pernod

Bei Verwendung von Brühwürfeln zusätzlich 200 ml Wasser
Schneiden Sie den Stengel knapp über der Knolle ab. Entfernen Sie nun die verwelkten äußeren Schichten. Brechen Sie die zarten Blätter der Pflanze ab und zerhacken Sie sie in kleine Teile. Auch die Knolle wird in kleine Stücke geschnitten und zusammen mit dem Fond oder Wasser mit Brühwürfel und dem Wein für etwa 10 Minuten auf kleiner Flamme geköchelt. Danach geben Sie die Flüssigkeit zusammen mit den Fenchelstücken in einen Topf und pürieren das Ganze mit einem Pürierstab. Geben Sie das in feine Streifen geschnittene Hähnchenfleisch, den Alkohol und die Crème fraîche dazu. Wenn Sie Shrimps

verwenden möchten, lassen Sie die Suppe nochmal kurz kochen. Anschließend mit dem Alkohol verfeinern. Zum Schluß garnieren Sie die Suppe mit den zartgrünen, kleingehackten Fenchelblättern. Dazu reichen Sie Weißbrot oder Toast. Das Zusammenwirken zweier starker Stimulantia – Fenchel und Alkohol – garantiert Ihnen einen amüsanten Abend.

Forellen-Mousse

500 g Forelle
100 g gekochte Kartoffeln
150 ml frisch gepreßter Zitronensaft
3 EL Cognac
2 EL geschmolzene Butter
2 Avocados
reichlich Cayennepfeffer
etwas schwarzer Pfeffer
etwas Salz

Kochen Sie die Forelle etwa 20 Minuten in etwas Wasser. Entfernen Sie Haut, Gräten, Schwanz und Kopf des Fisches und lassen Sie das Fischfleisch abkühlen. Danach sollten mindestens 300 g Fisch verbleiben. Pürieren Sie den Fisch zusammen mit den gekochten Kartoffeln, Zitronensaft, Cognac, Butter und zwei geschälten Avocados. Würzen Sie mit reichlich Cayennepfeffer, etwas schwarzem Pfeffer und Salz. Mindestens zwei Stunden kühl stellen.
Servieren Sie die Mousse auf knusprigem, warmen Toast. Sie können dieses Gericht auch schon einen Tag vorher zubereiten und im Kühlschrank aufbewahren. Eine romantische Stimmung kommt besonders schnell auf, wenn Sie sich gegenseitig mit den Leckerbissen füttern.

Schweine-Lendchen in Ginseng-Honig à l'Orange

6 Schweinelendchen
1/2 Tasse Orangensaft
1 TL Salz
1/4 TL Pfeffer
1/2 TL scharfer Senf
1/4 Tasse Ginseng-Honig (siehe unten)
1 TL Worcestershire-Sauce
2 EL Öl

Entfernen Sie alles Fett von den Schweinelenden und braten Sie sie in einer Bratpfanne von beiden Seiten kurz heiß an. Geben Sie dann alle übrigen Zutaten dazu und lassen Sie die Lendchen 30 Minuten in der geschlossenen Pfanne bei schwacher Hitze schmoren.
Sie können das Gericht mit Reis bzw. Kartoffeln oder Gemüse servieren.

Ginseng-Honig

Ginseng-Honig kann in allen Rezepten verwendet werden, in denen süßes Honigaroma gewünscht wird. Der Geschmack des Ginseng wird durch den Honig fast vollständig neutralisiert. Ideal für alle, die sich an den Geschmack von Ginseng nicht gewöhnen können.

2 Tassen Honig
3 EL Ginsengpulver

Rühren Sie das Ginsengpulver gründlich unter den Honig, und stellen Sie die Mischung in den Kühlschrank, bis sie fest wird.

Kandierte Veilchen

Frisch gepflückter Veilchenstrauß
Zuckerlösung bestehend aus:
1/2 kg Zucker,
100 g Traubenzucker,
100 ml Wasser

Kochen Sie die Zuckerlösung unter stetem Rühren so lange, bis sich der Zucker vollkommen aufgelöst hat. Lassen Sie die Lösung etwas abkühlen. Achten Sie darauf, daß der Zucker nicht erneut kristallisiert. Tauchen Sie die Veilchen in die Zuckerlösung. Lassen Sie die Veilchen auf einem Sieb abkühlen.

Erdnußbutter mit Shrimps

Sowohl Erdnüsse wie auch Shrimps sind hochwirksame Aphrodisiaka. Ihre Wirkung wird durch die Kombination potenziert.

100 g gekochte Shrimps
50 g Erdnüsse
75 g Crème fraîche
1 Blattsalat

Die Shrimps und die Hälfte der Erdnüsse mit dem Pürierstab mit der Crème fraîche zu einer Creme verarbeiten. Die restlichen Erdnüsse anschließend dazugeben. Das cremige Dressing auf die Salatblätter geben und als Vorspeise servieren.

Piniensuppe

100 g Pinienkerne
3 Eigelb
250 ml Hühnerbouillon

250 ml Crème fraîche
1 Prise Safran oder
1 TL Ouzo oder
1 Prise Cayennepfeffer

Pürieren Sie die Pinien mit dem Eigelb, bis sich eine lockere Creme bildet. Geben Sie die Masse zusammen mit der Bouillon und Crème fraîche in einen Topf. Unter Rühren vorsichtig erhitzen, bis die Suppe eindickt. Achten Sie darauf, daß die Suppe nicht zu kochen beginnt. Mit Safran, Ouzo oder Cayennepfeffer abschmecken und sofort heiß servieren!

Badezusätze

Damit sich die ätherischen Öle gleichmäßig im Wasser verteilen, müssen sie mit Milch oder Sahne vermischt werden.

Love & Fun-Bad
Ein erfrischendes und überaus anregendes Bad können Sie – gemeinsam oder allein – genießen, wenn Sie dem Badewasser ausgewählte ätherische Öle beigeben. Eine besonders aphrodisische Wirkung erzielen Sie mit dem Love & Fun-Bad.

5 Tropfen Ylang-Ylang
3 Tropfen Jasmin
2 Tropfen Sandelholz
1 Tasse Milch oder 1 EL Sahne

Vital-Bad
Kommt Ihr Partner oder Ihre Partnerin etwas überanstrengt und ermüdet von einem harten Arbeitstag nach Hause, erwecken Sie die Kräfte und steigern die Lust auf Kuscheln und Schmusen, indem Sie ihn bzw. sie mit folgendem Bad überraschen.

5 Tropfen Rosmarin
3 Tropfen Zirbelkiefer
2 Tropfen Basilikum
1 Tasse Milch oder 1 EL Sahne

Bad gegen dunkle Wolken

Wenn im Leben mal nicht alles glatt geht und sich Depressionen einstellen, ist das kein Grund, auf schöne Stunden zu verzichten. Im Gegenteil! Die Depressionen lassen sich vertreiben.

5 Tropfen Bergamotte
3 Tropfen Ylang-Ylang
2 Tropfen Vanille
1 Tasse Milch oder 1 EL Sahne

Starke-Nerven-Bad

Oft sind Verspannungen und blank liegende Nerven ein Grund, warum in der Partnerschaft nicht alles nach Wunsch läuft. Dabei ist es so leicht, die richtige Stimmung wiederherzustellen. Verführen Sie Ihren Partner mit einem warmen Bad.

5 Tropfen Melisse
3 Tropfen Lavendel
2 Tropfen Petitgrain
1 Tasse Milch oder 1 EL Sahne

Erkältungsbad für müde Krieger

Wer krank und erkältet ist, wird nur selten ein feuriger Liebhaber sein. Stecken Sie ihren angeschlagenen Partner für einige Minuten in ein warmes Bad und packen Sie ihn danach warm in seine Lieblingsbettwäsche. Wundern Sie sich nicht, wenn schon nach kurzer Zeit die Lebens- und Liebesgeister zurückkehren.

5 Tropfen Eukalyptus
3 Tropfen Zirbelkiefer
2 Tropfen Zimt
1 Tasse Milch oder 1 EL Sahne

Guten-Morgen-Bad
Viele Menschen sind totale Morgenmuffel, während andere nach dem ersten Hahnenschrei putzmunter sind. Folgende Öle bringen müde Muffel in jeder Hinsicht auf Trab.

5 Tropfen Rosmarin
3 Tropfen Zitrone
2 Tropfen Cajeput
1 Tasse Milch oder 1 EL Sahne

Gute-Nacht-Bad
Dieses Bad verhilft den Anwendern zu einer entspannten Liebesnacht und einem ruhigen Schlaf.

5 Tropfen Lavendel
3 Tropfen Kamille
2 Tropfen Neroli
1 Tasse Milch oder 1 EL Sahne

Erektionsförderndes Sitzbad

5 Tropfen Bohnenkraut
5 Tropfen Rosmarin
5 Tropfen Wacholder
2–3 EL Akazienhonig

Vermischen Sie den Honig mit den ätherischen Ölen und verteilen Sie das Ganze im Wasser.

Wohlfühl-Bad

5 Tropfen Muskatellersalbei
2 Tropfen Jasmin
1 Tropfen Kassia (Zimtbaumöl)
1 Tasse Milch oder 1 EL Sahne

Nach einem solch wohlriechenden Wonnebad wird es Ihnen nicht nur ums Herz warm! Einfach dem bereits eingelaufenen Wasser zugeben und hinein ins Vergnügen.

Turbo-Bad

5 Tropfen Fichte
5 Tropfen Ingwer
5 Tropfen Zimt
1 Tasse Milch oder 1 EL Sahne

Diese Kombination ätherischer Öle sorgt für eine gute Durchblutung. Wenn das noch nicht reicht, kann mit einer Massage nachgeholfen werden.

Aphrodite-Duftbad

5 Tropfen Muskatellersalbei
3 Tropfen Jasmin absolue
1 Tropfen Kassia
1 Becher Sahne

Diese Mixtur macht streichelzarte Haut und wirkt sehr anregend durch seinen Duft.

Venus von Milo-Duftbad
Dieser Luxusduft lädt ein zum gemeinsamen Liebesbad.

3 Tropfen Jasmin
1 Tropfen Rose
1 Tropfen Ylang-Ylang
2–3 EL Akazienhonig

Den Honig mit den Essenzen mischen und ins Badewasser geben.

Energetic-Pflegebad

2 Tropfen Jasmin
3 Tropfen Zimt
6 Tropfen Ingwer
2 Tropfen Tonka
2–3 EL Akazienhonig

Die Mixtur ins Badewasser geben, und jegliche Erschöpfung löst sich in Luft auf.

Apollo-Sitzbad

6 Tropfen Wacholder
1 Tropfen Schwarze-Pfeffer-Essenz
1 Tropfen Bohnenkraut
2–3 EL Akazienhonig
oder:
4 Tropfen Rosmarin
2 Tropfen Bohnenkraut
5 Tropfen Wacholder
2–3 EL Akazienhonig

Dieses Öl verwandelt Ihren Partner zwar nicht in den leibhaftigen Apollo, aber es stärkt die Kraft der Lenden. Es sollte über längere Zeit angewendet werden.

Massageöle

Mit dem richtigen Körperöl und einfühlsamen Händen können Sie Ihrem Partner den Himmel auf Erden bereiten. Nehmen Sie sich viel Zeit und haben Sie alle Geduld der Welt. Wahre Liebe kennt niemals Hast und Eile. Ein aphrodisisches Massageöl, mit dem schon Cleopatra das römische Weltreich ins Wanken brachte, dürfte auch bei Ihrem Liebsten Wirkung zeigen.

Verwenden Sie kaltgepreßtes, pflanzliches Öl bester Qualität – am besten aus kontrolliert biologischem Anbau. Gut geeignet sind Jojobaöl – das nicht so schnell ranzig wird –, süßes Mandelöl oder Sesamöl, das dem natürlichen Hautfett besonders ähnlich ist.

Cleopatras Wunder
100 ml Basisöl
10 Tropfen Ylang-Ylang
5 Tropfen Jasmin
5 Tropfen Sandelholz
5 Tropfen Vetiver
3 Tropfen Patchouli
2 Tropfen Vanille

Schmuse-Öl
100 ml Basisöl
15 Tropfen Lavendel
15 Tropfen Rosenholz
5 Tropfen Geranium
5 Tropfen Cananga

Dieses Öl hat eine ausgleichende Wirkung und kann sowohl vor als auch nach dem Liebesspiel angewendet werden.

Energie-Öl
100 ml Basisöl
15 Tropfen Rosmarin
15 Tropfen Bergamotte
10 Tropfen Zitrone

Dieses Öl wirkt enorm belebend und durchblutungsfördernd.

Massageöl de Luxe
Dieses betörend duftende Öl wärmt, durchblutet und regt die Sinne an.

80 ml kaltgepreßtes Pflanzenöl (z. B. süßes Mandelöl)
5 Tropfen Jasmin absolue
5 Tropfen Rose absolue
4 Tropfen Myrrhe
6 Tropfen Vetiver

Vermischen Sie Trägeröl und Essenzen. Füllen Sie das kostbare Öl in eine dunkle Glasflasche, und dann lassen Sie den Duft 2–3 Wochen reifen.

Zauber-Öl
100 ml Basisöl
15 Tropfen Zedernholz
15 Tropfen Sandelholz
10 Tropfen Zirbelkiefer

Bei diesem Rezept handelt es sich um ein altes Mittelchen hilfreicher Hexen und Magier. Es hat schon so manchen wie Butter in der Sonne schmelzen lassen.

Als Trägeröle für alle ätherischen Essenz-Mischungen eignen sich am besten kaltgepreßte, hochwertige Pflanzenöle, vorzugsweise aus erster Pressung und kontrolliert biologischem Anbau. Besonders gut für die normale Haut sind leichte Öle wie etwa süßes Mandelöl, Distel- oder auch Traubenkernöl. Für die trockenere Haut bevorzugt man reichhaltige Basisöle wie Weizenkeimöl oder Avocadoöl. Immer richtig ist das lange haltbare Jojobaöl, das eigentlich ein flüssiges Wachs ist und allen Hauttypen gerecht wird.

Basisöl für strapazierte Haut
50 ml süßes Mandelöl
20 ml Jojobaöl
10 ml Weizenkeimöl

Mischen Sie maximal 40 Tropfen ätherisches Öl in 80 ml Trägeröl.
Als Anregung zwei besonders stimulierende Mixturen:

Tropennacht
80 ml Basisöl
10 Tropfen Muskatellersalbei
10 Tropfen Ylang-Ylang
15 Tropfen Bourbon-Geranie

Fruchtiger Liebeszauber
80 ml Basisöl
1 Tropfen Vetiver
20 Tropfen Zirbelkiefer
20 Tropfen Limette
5 Tropfen Grapefruit

Parfums

Frühlingsduft
2 Tropfen Tagetes
4 Tropfen Sandelholz
2 Tropfen Honigöl
2 Tropfen Mandarine
1 Tropfen Vetiver
8 ml Jojobaöl oder 8 ml Weingeist 90 %

Mondlicht
2 Tropfen Eisenkraut
3 Tropfen Jasmin
4 Tropfen Grapefruit
3 Tropfen Tuberose
3 Tropfen Bergamotte
2 Tropfen Eichenmoos
8 ml Jojobaöl oder 8 ml Weingeist 90 %

Verschütteln Sie die Essenzen im Öl oder im Alkohol. Danach sollten Sie das Parfüm in eine dunkle Flasche geben und drei Wochen reifen lassen. Je nach Wunsch haben Sie ein öliges Duftkonzentrat, mit dem Sie auch Bade- oder Duschgel parfümieren können. Mit Alkohol hergestelltes Parfüm können Sie in einen Sprühflakon füllen.

Raumklima und Räucherung

»Der göttliche Rauch« war in allen antiken Kulturen ein wichtiger Bestandteil des täglichen Lebens. Aphrodisische Wohlgerüche öffnen nicht nur Herz und Seele, sie stimulieren auch unsere Lust.
Zum Räuchern brauchen Sie nur eine feuerfeste Räucherschale und etwas Feuersand zum Füllen (Vogelsand tut's zur

Not auch). In die Mitte der Schale legen Sie eine entzündete Holzkohlentablette (2–4 cm Durchmesser) auf den Sand. Auf diese Tablette geben Sie nach und nach Ihre Räuchermischung. **Wichtig:** Nach dem Räuchern sollten Sie gründlich lüften. Der Rauch verschwindet, zurück bleibt für Stunden der erlesene Duft Ihrer Räuchermischung. Einige Beispiele für erotisierende Mixturen.

Loreley
1 TL getrocknete Rosenblüten
1 TL Sandelholzpulver
1 TL Koriander
1 TL Zimt
1 TL Safran
1 TL Gewürznelken
1 TL Iriswurzel

Alles vermischen und prisenweise auf die Holzkohle legen. Diese Mischung öffnet die Herzen und zieht den/die Partner(in) magisch an.

Eros
1 TL Koriander
1 TL Labdanum-Harz
3 TL Sandelholzpulver
1 TL Benzoe-Siam-Harz
1 TL Patchoulikraut
1 TL Safran
1 TL Zimt

Alle Bestandteile sollten gut vermengt werden. Geben Sie die fertige Mischung dann in kleinen Teilen auf die glühende Kohle. Das feine Labdanum ist Teil des berühmten Chypre-Duftes. Es verleiht der Mischung einen klassischen Touch und gibt Ihnen Stabilität und Kraft. Sie wissen, was

Sie wollen, und werden es auch bekommen. Die »Eros«-Räucherung eignet sich auch für eine entspannende Meditation.

Schmetterling
1 TL Muskatnuß
3 Tropfen Rosenöl
1 EL Benzoe-Siam-Harz
2 TL Sandelholz
2 TL Olibanum

Bevor Sie das kostbare Rosenöl auf die Mischung geben, zerkleinern Sie alle anderen Bestandteile und vermengen Sie sie gut. Streuen Sie das Räucherwerk in kleinen Prisen auf die glühende Kohle. Dieser Duft sorgt für das gewisse Prickeln und wird vor allem von Frauen bevorzugt.

Mischungen für die Aromalampe

Mit folgenden Essenzmischungen schaffen Sie ein sinnliches, erotisierendes Raumklima, das sich positiv auf Ihr Liebesleben auswirken wird. Manche der Düfte, wie z. B. Ylang-Ylang, haben hormonähnliche Eigenschaften und bewirken beim Menschen die Ausschüttung von Endorphinen, den körpereigenen Wohlfühl- und Glücksstoffen. Andere aphrodisierende Essenzen, wie z. B. Sandelholz, ähneln dem Geruch des Hormons Androstenol, das im männlichen Achselschweiß vorkommt. Auf diese Weise wirkt Sandelholz auf Frauen sexuell stimulierend. Daher wird es vorzugsweise in männlichen Parfums verarbeitet.

Sweet Rosery
3 Tropfen Tuberose
1 Tropfen Vetiver

2 Tropfen Lavendel
1 Tropfen Moschus (Hibiskus abelmoschus)

Nightdrops
4 Tropfen Sandelholz
2 Tropfen Ylang-Ylang
1 Tropfen Moschus
2 Tropfen Zitrone

Havanna-Flowery
3 Tropfen Jasmin
3 Tropfen Muskatellersalbei
1 Tropfen Moschus
2 Tropfen Bitterorange (Pomeranze)

Rezepte aus der Antike

Räucherung der Venusgöttin Ishtar
Aus dem Zweistromland zwischen Euphrat und Tigris stammt das älteste schriftlich überlieferte Epos der Geschichte. Keilschrifttafeln überliefern, wie die Venusgöttin Ishtar ihren Geliebten Gilgamesch mit den Düften einer Räucherung becircte.
Auch die moderne Venus sollte den Versuch wagen, ihren Auserwählten mit einer exotischen Räucherung in Stimmung zu bringen. Was könnte dafür besser geeignet sein als das Rezept einer Liebesgöttin?

1 TL Süßholzwurzel, geschält und geschnitten
1 TL getrocknete rote Myrthenblüten aus Arabien (Myrtha communis)
2 TL Atlas-Zedernholzpulver (Cedrus atlantica)

Alle Bestandteile werden gut vermengt. Geben Sie nach und nach bis zu einem ½ TL der fertigen Mischung auf die glühende Kohle.

Baal-Kult

Im alten Mesopotamien wurde der Räucherkult derart intensiv betrieben, daß sich der Himmel an Festtagen wie bei einem Orkan verfinsterte. Die assyrische Hauptstadt Ninive wurde vor allem durch Weihrauch berühmt. Er galt als kostbarste Opfergabe für den Sonnengott Baal, darüber hinaus wurde er auch für aphrodisische Räucherungen verbrannt. Zu Zeiten König Hammurabis, der um 1700 v. Chr. regierte, wurden alleine im Beltempel zu Babylon jährlich etwa 30 000 kg Weihrauch zu Ehren der Götter geopfert. Kenner wußten sehr wohl auch um die stimulierende Wirkung des Duftes. Auf einer der legendären Keilschrifttafeln rühmt ein Rezept die erotisierende Wirkung folgender Räucherung.

1 TL getrocknete Wachholderbeeren (sie galten als starke
    Träger der Lichtenergie)
1 TL Atlas-Zedernholzpulver
1 TL arabischer Weihrauch
2 TL Labdanumharz
1 TL getrocknete Hanfblütenstände

Die Bestandteile gut zerkleinern und vermischen. Geben Sie kleine Prisen auf die Räucherkohle.

Parfümöl der Königin Semiramis

Moralapostel des Altertums nannten Babylon »die große Hure« unter den Städten. Sie war aber nicht nur Zentrum leichtlebiger Menschen, sondern auch die führende Metropole für Duftstoffe aller Art. Besonders der Handel mit Indien machte die Stadt reich. Weihrauch und Myrrhe kamen von der arabischen Halbinsel, aus Judäa lieferten Händler ausgewählte Balsame – das Land selbst war zudem für seinen Pflanzenreichtum weltberühmt. Hohe Technik und ein ausgefeiltes Bewässerungssystem garantierten eine Vielfalt aromatischer Kräuter und Heildrogen. Auch heute noch zählen die »Hängenden Gärten der Semiramis« zu den sieben Weltwundern. Die Frauen Babylons waren Spezialisten in der Herstellung unterschiedlichster Heil- und Duftsalben, die den Männern der antiken Welt die Sinne raubten. Besonders berühmt ist das aphrodisische Duftöl der Königin Semiramis, hergestellt aus Blüten ihrer Hängenden Gärten. Der Duft hat selbst nach 2500 Jahren nichts von seiner faszinierenden Wirkung auf das männliche Geschlecht verloren.

Der Inhalt der Parfümkaraffen war derart wertvoll, daß er stets mit Goldstaub bedeckt war.

10 Tropfen Narde (Nardostachys sinensis)
1 msp. Iriswurzel concrete (Iris pallida)
1 msp. Mimose absolue (Acaccia decurrens willd)
2 Tropfen Jonquille absolue (Narcissus jonquilla)
2 Tropfen Saflor absolue (Carthamus tinctorius)
2 Tropfen Veilchenblätter absolue (Viola odorata)
3 Tropfen Jasmin sambac
3 Tropfen Mairose absolue super (Rosa centifolia)
2 Tropfen Hyazinthe absolue
10 ml Jojobaöl

Vermischen Sie die Essenzen mit dem Trägeröl und lassen Sie das Duftöl an einem kühlen, dunklen Ort 3–4 Wochen lang reifen. Vorsicht: Dieser Luxusduft ist sehr intensiv. Tragen Sie nur wenige Tropfen auf Körperstellen, an denen Ihr Puls fühlbar ist. Sündhaft teures Vergnügen – mit sündhaft vergnüglichem Effekt.

Teuflische Verführung
Große Schwertlilienkulturen wurden am Unterlauf des Tigris, nahe der Stadt Susa, angepflanzt. Aus den Lilien wurden Salböle hergestellt, die u. a. auch zur Salbung des Leichnams Jesu Christi verwendet wurden. Aber auch Duftöle, die jedes Liebesspiel zu einem Erlebnis werden ließen, stammten aus Susa. Eines der berühmtesten war die »Teuflische Verführung«. Sogar das pur nach organischen Schwefelverbindungen stinkende Asantöl, auch unter der Bezeichnung Teufelsdreck bekannt, verfeinert in Verdünnung jede Duftmischung und löst in winzigen Mengen bei Männern ungeahnten Liebesdurst aus.

2 msp. Schwertlilie (Iris concrete)
(besser, aber vielfach kostspieliger ist durch Enfleurage gewonnenes Iris concrete 36)
2 Tropfen rote arabische Myrte (Myrtus communis)
2 Tropfen Kardamom extra (Elettaria cardamomum)
1 Tropfen Wacholderbeeren (Juniperus communis)
2 Tropfen Kalmus (Acorus calamus)
50 ml Sesamöl, kaltgepreßt
2,5 ml Vitamin-E-Acetat

Vermischen Sie Essenzen, Trägeröl und das Vitamin E (verhindert das Ranzigwerden empfindlicher pflanzlicher Trägeröle und schützt und pflegt die Haut). Füllen Sie das kostbare Duftöl in eine dunkle Flasche. Lassen Sie die Düfte etwa 3 Wochen an einem kühlen, dunklen Ort miteinander verschmelzen. Voilà! Fertig ist ein atemberaubendes Körperöl der Luxusklasse.

Himmelstau
Die Ägypter waren die großen Meister der betörenden Düfte, die die Liebe und sogar die Götter auf die irdische Welt rufen konnten. Natürlich umgab auch die Himmelsgestalten der Pharaonen ein wohlgefälliger Dufthauch. Die Göttin Isis ver-

riet bei ihrer Suche nach Osiris in Byblos der typische wunderbare Duft ihrer Kleidung. In den Tempeln wurden dreimal täglich Opfer in Form von Räucherungen und Salbungen dargebracht. Prächtige Wandfriese erzählen von den fünf Schiffen, die 1482 v. Chr. von der mächtigen Pharaonin Hatschepsut ausgerüstet wurden, um Myrrhen- und Weihrauchbäume und viele andere aromatisch duftende Pflanzen für die Terrassen ihres Totentempels zu Theben zu holen. Der Himmelstau war den Gerüchen der Götter, die in Ägypten als ein Duft von Punt bezeichnet wurden, ähnlich. Dadurch übertrug sich der Wohlgeruch auf die Pharaone und machte sie somit gottgleich.

5 TL Gummi Arabicum
1 TL arabischer Weihrauch
2 TL Copaivabalsam
2 TL Kalmus
1/2 TL Zimtrinde
1 TL Opoponax
1 TL Dammarharz
1 TL Elemiharz
2 TL rotes Sandelholzpulver
1 TL Benzoe-Siam-Harz
2 TL Labdanum
1 TL Styrax

Gut vermengen und in kleinen Prisen auf die glühende Holzkohle streuen.

Götterduft der Liebe

Am angenehmsten sollen die Götter den Duft der Räuchermischung von Kyphi gefunden haben. Die Menschen wurden von diesen edlen Gerüchen ebenfalls betört. Nach einer Übersetzung des Berliner Papyrus waren in Kyphi möglicherweise auch winzige Bestandteile der »Drecksapotheke« enthalten. Zur dieser Drecksapotheke zählten derart exoti-

sche Teile wie alchimistisch behandelte Ausscheidungen von
Löwen, Krokodilen, Schwalben, Gazellen und Straußen.
Sogar Skorpionstachel, Eselshaare und Teile eines Hirschge-
weihs zählten zur Drecksapotheke.

1 TL Weihrauch
1 TL Myrrhe
1 TL Mastrix
1 TL Kalmuswurzel
1 TL Zimtpulver
1 TL Zypressenholzpulver
1 TL Wacholderbeeren
1 TL Benzoe-Siam-Harz
1 TL Labdanum-Harz
1 TL Sandelholzpulver
1 TL Rosinen, zerstoßen
1 TL Honig
1–2 TL Rotwein

Alle Beigaben werden fein zerkleinert und vermengt. Lassen
Sie die Mischung 4–6 Wochen lang in einem kühlen, dunklen
Raum reifen. Wird die Mischung zu flüssig, können Sie sie mit
1–3 TL Sandelholzpulver verdicken.

Eselsmilch
Schon bei den antiken Römern und Arabern war Eselsmilch
weithin berühmt wegen ihrer wohltuenden Eigenschaften.
Der Mann reibe sich damit zweimal täglich seine Genitalien
ein, dadurch werden sie ganz besonders stark und kräftig.
Auch die positiven Effekte der Eselsmilch auf das weibliche
Geschlecht waren schon damals bekannt: Poppea, die Gattin
des römischen Kaisers Nero, badete täglich darin und behielt
dadurch ihre schöne, makellose Haut. Sie war auch für ihren
großen sexuellen Appetit auf junge Männer berühmt.

Coco-de-Mer

Die Form der Frucht der »Lodoicea maldivica« erinnert an die Vulva der Frau. Wird die Frucht verspeist, wirkt sie als erstaunlich effektives Aphrodisiakum. Die Pflanzen tragen die größten auf der Erde vorkommenden Früchte; diese erreichen ein Gewicht zwischen 10 und 20 kg. Wie selten und wertvoll die Früchte sind, zeigen folgende Daten: Die weiblichen Bäume tragen diese Früchte erst ab dem 100. Lebensjahr. Dazu gedeihen die Bäume ausschließlich auf zwei der zwölf Inseln der Seychellen. Aus diesem Grund werden pro Jahr nur wenige tausend Früchte geerntet. Die aphrodisische Wirkung der Coco-de-Mer ist sagenhaft und wurde erstmals vom arabischen Geographen Ibn-Battuta gerühmt.

Ibn-Battuta lebte im 14. Jahrhundert auf den Malediven und ernährte sich dort fast ausschließlich von Fisch und den berühmten Coco-de-Mer-Früchten. Er schrieb: »Ich hatte neben einigen Konkubinen vier Frauen geehelicht. Ich fühlte mich derart potent, daß ich am Tage jede meiner Frauen und Freundinnen befriedigen wollte und natürlich auch konnte und dazu die ganze Nacht – wer auch immer an der Reihe war – in innigster Umarmung verbrachte.« Ob nun die Fischdiät oder die seltenen Nüsse der Coco-de-Mer dafür verantwortlich waren, kann nicht mit Gewißheit beantwortet werden.

Die Früchte werden wie Kokosnüsse roh genossen. Etwas schwieriger ist es allerdings, die seltenen Früchte in einem Geschäft zu erwerben. Sollten Sie sich allerdings einmal auf einer Urlaubsreise auf den Seychellen befinden, dürfen Sie sich diesen aphrodisischen Leckerbissen auf keinen Fall entgehen lassen.

Liebesbrote aus dem mittelalterlichen Worms

Burkhard I., Bischof zu Worms von 1000–1025 n. Chr., erzählt von einem märchenhaften Aphrodisiakum. Wenn das Korn erntereif auf dem Feld stand, rollten sich nackte Mädchen über die Kornähren.

Danach wurde wie gewohnt gedroschen und das Korn zur Mühle gebracht und im Uhrzeigersinn gemahlen. Aus diesem Mehl backten die Mädchen sogenannte Liebesbrote. Angeblich fühlte sich jeder Mann, der davon kostete, augenblicklich unwiderstehlich zu der fleißigen Brotbäckerin hingezogen.